**Wichtige Hinweise:**

Sämtliche Inhalte des Buches wurden — auf Basis von Quellen, die die Autoren und der Verlag für vertrauenswürdig erachten — nach bestem Wissen und Gewissen recherchiert und geprüft. Trotzdem stellt dieses Buch keinen Ersatz für eine individuelle medizinische Beratung dar. Wenn Sie medizinischen Rat einholen wollen, konsultieren Sie bitte einen qualifizierten Arzt. Der Verlag und die Autoren haften für keinerlei nachteilige Auswirkungen, die in direktem oder indirektem Zusammenhang mit den Informationen stehen, die in diesem Produkt enthalten sind.

**Achtung!**

Um Dir den besten Trainingseffekt mit den Inhalten von „Training ohne Geräte: Special Edition" zu ermöglichen, findest Du am Ende dieses Buches einen Link, mit dem Du kostenfrei alle Übungen als HD-Video in unserem Webshop herunterladen kannst.

ADVANCED PERSONALITY COACHING

by MathewM

präsentiert

Mathew Lovel & Kolja Alexander Bonke

# TRAINING OHNE GERÄTE

ADVANCED PERSONALITY COACHING by MathewM

**TRAINING MIT DEM EIGENEN KÖRPERGEWICHT FÜR ANFÄNGER FORTGESCHRITTENE & PROFIS**

**SPECIAL EDITION**

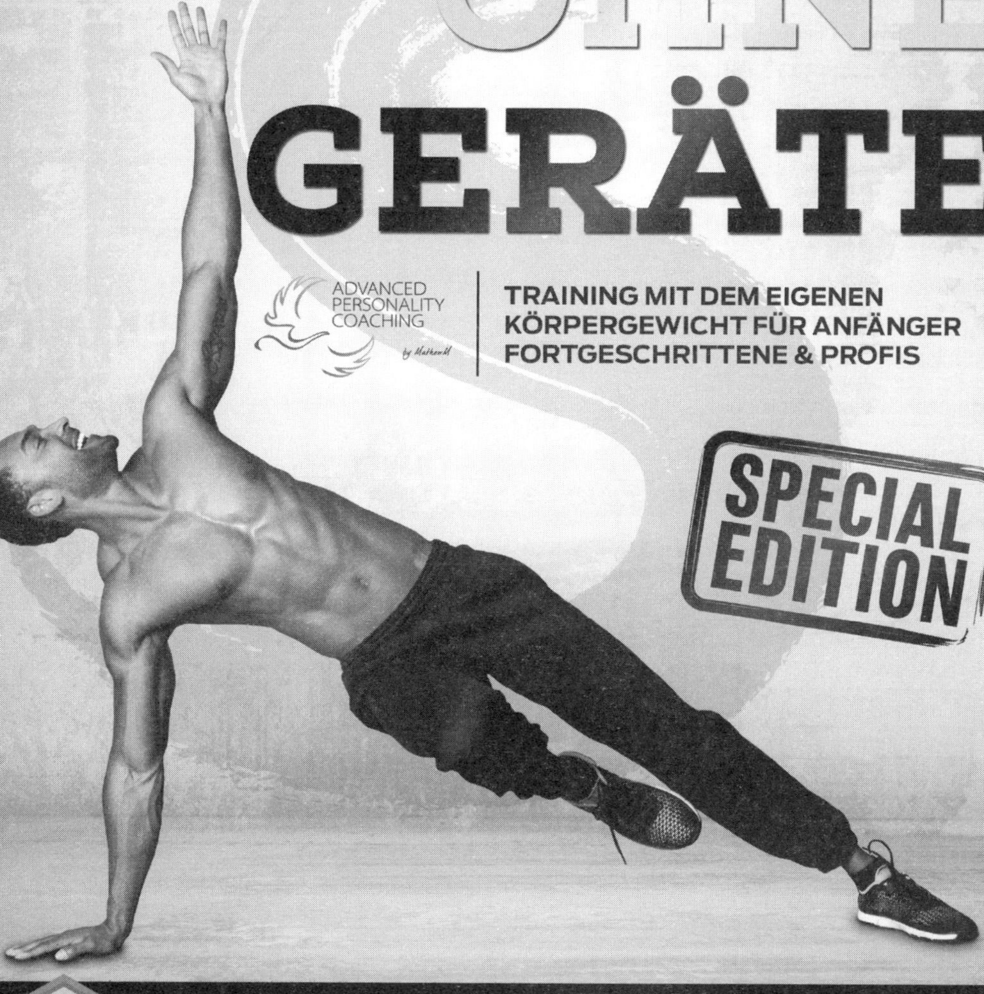

FIT MIT DEM 3D - SYSTEM

Fitness by Bismark Keinkel

# IMPRESSUM

Bibliografische Information der Deutschen Bibliothek

Die Deutsche Bibliothek verzeichnet diese Publikation in der Deutschen Nationalbibliografie; detaillierte bibliografische Daten sind im Internet über http://dnb.d-nb.de abrufbar.

1. Auflage Print Mai 2015

ISBN 978-3-9817141-0-4

1. Auflage Kindle 1. April 2015

ASIN: B00RY9ZTCE

1. Auflage E-Book Mai 2015

ISBN 978-3-9817141-1-1



Webauftritt Verlag:

http://www.training-ohne-geraete.de

http://www.advanced-personality-coaching.de



Umschlaggestaltung, Satz und Bilder:
Advanced Personality Coaching HQ Ltd., Berlin

Text und Lektorat:
Kolja Alexander Bonke, Frankfurt am Main

Produced in Germany

# INHALTSVERZEICHNIS



## Achtung!

Um den besten Trainingseffekt mit den Inhalten von „Training ohne Geräte: Special Edition" erzielen zu können, solltest Du Dir zusätzlich die Übungen in den Videos anschauen. Den Link zum kostenlosen Download findest Du am Ende des Buches.

Wir wünschen Dir viel Spaß beim Training.

# VORWORT VON HERAUSGEBER MATHEW LOVEL

Liebe Leserin, lieber Leser,

zuerst möchte ich Dir für den Kauf dieses außergewöhnlichen Fitnesskonzeptes danken und für das Vertrauen, das Du mir entgegenbringst. Zu Deinem bemerkenswerten Willen, etwas an Deiner Situation zu verändern und Deine Lebensqualität noch weiter zu verbessern, beglückwünsche ich Dich herzlich.

Als Gründer und Chefcoach von Advanced Personality Coaching war es immer mein Bestreben, Menschen zu helfen. Ich will Dich und alle anderen unterstützen, die sich entschlossen haben, ihr Schicksal selbst in die Hand zu nehmen und ein zufriedeneres Leben zu führen. Genau das sehe ich als meine Berufung an.

Nach vielen Jahren auf meinem Weg als Coach, Trainer, Mentor und Herausgeber in Sachen Persönlichkeit, Charisma und Selbstbewusstsein steht für mich eines ganz sicher fest: Die Gesundheit zu wahren und zu fördern und den eigenen Körper zu pflegen und zu trainieren ist die Voraussetzung für ein langes und glückliches Leben. Sich wohl in der eigenen Haut zu fühlen ist die Basis für den Erfolg in der Liebe, im Berufsleben und in allen anderen Bereichen unseres Daseins. Nur so hat echtes Charisma

die Möglichkeit, sich zu entwickeln. Und nur auf diese Weise ist es möglich, wirklich gut auszusehen. Gutes Aussehen und Charisma kommen nämlich von innen.
Dafür nötig ist regelmäßige körperliche Aktivität und die richtige Ernährung. Mehr können wir eigentlich kaum tun, um die eigene Gesundheit zu erhalten. Wer sich selbst hingegen schlecht behandelt, braucht sich nicht zu wundern, wenn es ihm schlecht geht und ihm Schlechtes widerfährt. Ohne Gesundheit werden Erfolge in anderen Lebensbereichen schnell wertlos, denn ohne Gesundheit ist alles nichts.
Ich vergleiche das gerne mit den Pferden einer Kutsche. Wer alle Pferde vor seiner Kutsche gleich pflegt und mit Wasser und Nahrung versorgt, wird eine angenehme und schnelle Reise mit seiner Kutsche haben und sicher zum Ziel kommen. Seine Wünsche in Sachen Glück und Zufriedenheit werden sich erfüllen. Lahmt allerdings ein Pferd, beeinträchtigt das die Gesamtleistung des ganzen Gespanns. Die Reise wird beschwerlich, vielleicht kommt sie ins Stocken oder die Kutsche kommt sogar vom Weg ab. Die Gesundheit ist eines der Pferde, die die Kutsche ziehen. Deshalb stellt es eine absolute Notwendigkeit dar, gesund zu leben und den eigenen Körper so gut zu behandeln wie es nur geht.
Die Fitnessreihe namens „Training ohne Geräte" auf den Weg zu bringen war und ist aus all diesen Gründen eine logische Konsequenz für mich. Ich bin besonders stolz, für diese Erweiterung unserer Produktpalette echte Persönlichkeiten ins Boot geholt zu haben ...
Kolja Alexander Bonke ist nicht nur ein Experte in Sachen Erfolg bei

Frauen, sondern auch ein begnadeter Schreiber und Autor, der es wie kaum ein anderer versteht, komplexe Gedanken in verständliche Worte zu kleiden. Mit ihm habe ich meinen Bestseller „Frauenheld“ auf den Weg gebracht und hier zeigt sich erneut, dass die Entscheidung, mit ihm zusammenzuarbeiten, eine außerordentlich gute war. Ohne ihn wäre es wohl kaum möglich, meinen Qualitätsanspruch in meinen Produkten umzusetzen. Auch deshalb ist er wieder mit an Bord. Außerdem war es ihm ein ganz persönliches Anliegen, an diesem Projekt mitzuarbeiten. Warum das so ist, wird er Dir aber gleich selbst erzählen.

Bismark Kunkel gab in „Frauenheld“ als Kopf des 3D-FitnessTeams seinerzeit sein Debüt. Ich suchte damals besondere Menschen, die in der Lage sind, meine Vorstellungen umzusetzen. Auch hier wurde ich später in meiner Entscheidung bestätigt: Bismark Kunkel ist ein Vollblut-Fitnesscoach und ein absoluter Profi in diesem Bereich.

So entsteht nun erneut eine großartige Allianz für ein Lifestyle-Produkt, das den hohen Anspruch hat, Dir dabei zu helfen, Deine Ziele wirklich zu erreichen. Und auch in „Training ohne Geräte: Special Edition“ haben wir wieder alles gegeben, um diesem Anspruch gerecht zu werden. Dieses Buch soll Dich mit den modernsten und aktuellsten Erkenntnissen in Sachen Fitness und Ernährung versorgen und Dir ein Wegweiser sein, um Deine Ziele in Sachen Gesundheit und Lebensqualität zu erreichen.

Der Unterschied des vorliegenden Ratgebers „Training ohne Geräte: Special Edition“ zur Buch-DVD-Kombination „Training ohne Geräte: Fit mit dem 3D-System“ besteht darin, dass der Inhalt der DVD nun vollständig im Buch enthalten ist. Alle Übungen sind bebildert dargestellt und werden ausführlich erklärt. Zudem sind sämtliche Ratschläge, Konzepte und Inhalte aktualisiert und überarbeitet worden, so dass alle Informationen absolut auf dem heutigen Stand der Forschung sind.

Ich bin davon überzeugt, dass Du mit diesem Programm alles schaffen kannst, was Du Dir vorgenommen hast. Ich wünsche Dir viel Freude und Erfolg mit der Special Edition von „Training ohne Geräte"! Auf geht's!

Mathew Lovel

# VORWORT

## KOLJA ALEXANDER BONKE

Liebe Leserin, lieber Leser,

vielleicht kennst Du mich schon aus dem Vorwort von Mathews Männerratgeber „Frauenheld“ oder durch meine anderen Bücher, zum Beispiel „Erfolg bei Frauen“. Letzteres erschien 2011 beim humboldt Verlag – es war die erste ernstzunehmende Veröffentlichung im Datingbereich, die einen umfangreichen Fitness- und Ernährungsteil enthielt.

Ich habe dem Bereich Fitness in „Erfolg bei Frauen“ aus zwei Gründen einen so hohen Stellenwert eingeräumt. Erstens halte ich wie Mathew einen gesunden und vitalen Körper für ausgesprochen wichtig, um beim anderen Geschlecht maximalen Erfolg zu haben. Zweitens war es aufgrund persönlicher Erfahrungen immer einer meiner größten Wünsche, über dieses Thema zu schreiben. Dementsprechend glücklich bin ich jetzt mit „Training ohne Geräte: Special Edition“ – einem reinrassigen Fitnessprodukt, das Dein Leben wirklich verändern kann!

Außerdem bin ich unglaublich dankbar für die Möglichkeit, in diesem Projekt mit ausgewiesenen Experten auf diesem Gebiet zusammenarbeiten zu dürfen, die genau wie ich echte Lifestyle-,

Fitness- und Ernährungsfreaks sind. Ich werde sie Dir am Ende meines Vorworts noch genauer vorstellen. Vorher möchte ich Dir eine Geschichte erzählen — meine Geschichte.

Als ich Anfang 1998 mit dem Krafttraining begann, hätte ich wohl nie gedacht, dass ich mal darüber schreiben würde. Zu Beginn sah es nicht einmal so aus, als würden meine sportlichen Bemühungen überhaupt irgendwelche Früchte tragen — ich war einfach zu dünn. Von der genetischen Anlage her bin ich nun mal extrem schlank, Masseaufbau fiel mir damals unfassbar schwer. Die Waage verzeichnete kaum Fortschritte, meine 69 kg Gewicht verteilt auf schlaksige 1,86 m wollten einfach nicht mehr werden.

Diese ausgeprägte Schlankheit habe ich von meiner Mutter geerbt. Wäre ich in dieser Hinsicht mehr nach meinem Vater gekommen, hätte ich ohne viel dafür tun zu müssen seine athletische Silhouette und seine breiten Schultern geerbt. Leider ist Genetik kein Wunschkonzert, sondern ziemlich ungerecht. Mein Vater machte mir deshalb keine Hoffungen, dass ich mich jemals in seine Richtung entwickeln würde. Ohne es zu wissen legte er damit den Grundstein für meine unermüdlichen Anstrengungen, die später folgen sollten.

Meine wahrlich ungünstige Veranlagung für eine breite, muskulöse Figur konnte ich nur mit einer Waffe schlagen: Meiner Motivation. Und die war riesig — nicht zuletzt um es meinem Vater zu beweisen. Mit aller Macht wollte ich diesen ungeliebten Jungenkörper ablegen und mit meinen knapp 20 Jahren endlich aussehen wie ein Mann. Meine Idealvorstellung lag irgendwo zwischen Brad Pitt in „Fight Club“ und Jean-Claude van Damme im dritten Teil von „Karate

Tiger". Mir war klar, dass ich dafür erst viele Kilos zunehmen musste, um dann rigoros Fett und Wasser wieder abzuziehen. Wir nannten dieses Endziel schlicht „80 hart" – definierte 80 kg Körpergewicht.
Wir, das waren mein Trainingspartner und ich. Mein späterer bester Freund nahm mich im Training dankenswerterweise unter seine Fittiche und führte mich ein in die Geheimnisse von Kniebeugen, Klimmzügen und Magerquark. Er hatte ein knappes Jahr vor mir mit dem Krafttraining begonnen und war dementsprechend fortgeschritten. Ohne ihn hätte ich mich nie so entwickeln können.
Im folgenden Jahr lebte ich fast nur noch für das Erreichen meiner Ziele. Peinlich genau und unfassbar fanatisch wurde auf regelmäßige Versorgung mit Schlaf, Eiweiß und Kohlenhydraten geachtet. Mehr als dreistündige Phasen ohne Essen endeten wahlweise in Aggressionen oder Depressionen verbunden mit dem Gefühl, beim vermeintlich einsetzenden Masseverlust bereits zusehen zu können. Ich entwickelte eine Disziplin, die ich vorher nicht gekannt hatte und die ich danach nie wieder verloren habe. Diese positive Veränderung meiner Persönlichkeit verdanke ich diesem Sport – und ich bin heute noch dankbar dafür!
Tausende Kalorien wurden damals über den Tag hinweg konsumiert. Unmengen Hähnchen, Putenschnitzel und Steaks mussten als Eiweißquellen herhalten. Mein Trainingspartner und ich mampften Dönerbuden und mütterliche Kühlschränke leer und stellten imposante Fressrekorde auf, die schnell die Runde machten. Anders war meiner Anlage zum Schlanksein auch nicht beizukommen – ich war wirklich dazu gezwungen, wahre Kalorienbomben aufzufahren.

Dieses Verhalten sollte für Dich allerdings nur dann als Vorbild dienen, falls Du über eine ähnliche genetische Ausstattung wie ich verfügen solltest.
Natürlich wurde aber nicht nur geschlafen und Essen vernichtet, auch trainiert wurde jede Menge. Wir absolvierten drei- bis viermal die Woche intensives Training mit vielen Grundübungen wie Kreuzheben und athletischen Bewegungsabläufen wie Überzügen. Wir variierten unsere Übungen häufig, um unsere Körper immer wieder neu zu fordern und höllischen Muskelkater zu provozieren.
Natürlich trainierte ich damals nicht einfach nur drauflos. Ich hatte Ziele und einen Plan. In Kurzform sah der folgendermaßen aus: Knapp 25 kg zunehmen und dann mindestens 15 kg wieder abziehen. Erst Massephase, dann Definitionsphase. So geht eine umfangreiche Veränderung eines zu dünnen Körpers am kompromisslosesten und schnellsten. Im Kapitel „Ziel: Masseaufbau" wirst Du lernen, wie so etwas genau funktioniert.
Die Zwischenziele meiner Massephase waren Anfang des Jahres 1999 sogar schneller erreicht als geplant. Die magische Grenze von 90 kg wurde schon nach etwas mehr als einem Dreivierteljahr überschritten — ich hatte dafür eigentlich mehr Zeit eingeplant. Am 20. Januar 1999 wurde mein Rekordgewicht von 93 kg erreicht, das abends in meinem Trainingstagebuch vermerkt wurde. Ja richtig, Tagebuch zu führen ist extrem wichtig für den Erfolg, wir werden in späteren Kapiteln noch darauf zurückkommen.
Sogar eine zu Beginn des Trainings noch vegetarische Ernährung hatte mich nicht lange aufhalten können: Fast 25 kg

Fett-Muskel-Gemisch wurden binnen elf Monaten auf den ehemals zerbrechlich wirkenden Kinderkörper gepackt. Natürlich waren nicht nur meine Arme, sondern auch meine Plauze gewachsen — aber das nahm ich billigend in Kauf. Nun stand der Sommer vor der Tür und die nächste Phase des Projekts „80 hart“ konnte eingeläutet werden. Die Wiederholungen und der Ausdaueranteil im Sportprogramm wurden mehr, die Kalorien und der Fett- und Kohlenhydratanteil in der Nahrung weniger. Das Hüftgold schmolz, gutes Aussehen wurde wieder wichtiger und die Freibad-Zeit brach an. Die Schule war vorbei, wir trainierten vormittags, hingen tagsüber im Freibad herum und machten abends Party. Möglichst ohne Alkohol, was aber nicht immer gelang ...

Ende des Jahres begann für meinen Trainingspartner und mich der Zivildienst, den wir zusammen in einem Heim bestritten. Hin und wieder wurde dort auch gearbeitet, vor allem aber wurde Reis, Pute und Thunfisch im eigenen Saft konsumiert. Diese doch recht trockene Kost wurde kistenweise mit eigentlich für die Heimbewohner bestimmtem Mineralwasser heruntergespült. Zusätzlich hielten beeindruckende Mengen Kaffee unsere Verdauung in Schwung.

Ich wurde zusehends schlanker und je mehr Bauchmuskeln sich zeigten, desto süchtiger wurde ich danach. Mit der Zeit realisierte ich, dass eine ernsthafte Diät wegen meiner guten Anlage für Härte sehr erfolgreich sein konnte. Plötzlich war ich mit dem genetischen Erbe meiner Mutter gar nicht mehr so unzufrieden. Ich verstärkte meine Bemühungen, um hart zu werden. Im Frühjahr 2000 begann ich meine finale Hardcore-Diätphase, die mit einem auf den 25. April terminierten Fotoshooting mit einem Londoner Fotografen enden sollte.

Die letzten sechs Wochen vor diesem Termin lebte ich größtenteils von Haferflocken und Diät-Orangensaft zum Frühstück sowie Thunfisch, Pute, Reis und Gemüse über den restlichen Tag verteilt. Dazu trank ich zwischen 5 und 8 Liter Wasser am Tag. Natürlich konsumierte ich keinen Alkohol, kein Salz und keine Saucen und selbstverständlich wurde diese Diät auch niemals durchbrochen.

Ich trainierte nun fünfmal die Woche und bezog noch mehr Ausdauersport in den Trainingsplan mit ein. Die letzten Tage vor der Fotosession reduzierte ich zusätzlich die Reisportionen. Auf dem Shooting tauchte ich schließlich knochentrocken auf. Meine Haut war dünn wie nie zuvor und mein Bauch in einem Zustand, den man nur einmal im Leben erreicht. Daraus entstand für mich im Folgenden sogar die Möglichkeit, mein Studium für einige Jahre durch Modeljobs zu finanzieren.

Das Studium und meine Nebentätigkeit ließen mir irgendwann kaum mehr Zeit zum Trainieren. Ich musste etwas ändern und entschied mich dazu, mein Training aus Zeitgründen komplett in die eigenen vier Wände zu verlegen. Seit 2001 trainiere ich deshalb ausschließlich daheim — vollkommen ohne Geräte!

Viele prophezeiten mir damals einen körperlichen Abstieg. Ich würde alles verlieren, meinten sie. Nach einigen Jahren war klar: Ich konnte ihnen das Gegenteil beweisen. Seit dieser Entscheidung, nur noch daheim ohne Geräte zu trainieren, habe ich mich figürlich tatsächlich kaum verschlechtert. Klar, ich bin älter geworden, bald

36 mittlerweile. Und natürlich sieht man, dass ich keine 20 mehr bin. Mein Stoffwechsel hat sich verlangsamt und in Form zu bleiben ist nicht mehr so einfach wie früher. Umso stolzer kann ich darauf sein, dass ich trotzdem mein Gewicht halte — und das werde ich auch noch mit 40 tun! Richtig, ausschließlich mit Training ohne Geräte!

Die Wahrheit ist: Kein Mensch braucht Fitnesscenter, um eine ansehnliche Figur zu erreichen und zu halten. Ich bin dafür nur ein Beispiel von vielen. Wie das genau geht, wird Dir dieses Produkt zeigen. Du wirst danach nie wieder in ein Fitnessstudio wollen.

Mit „Training ohne Geräte" ist nun auch Deine Erfolgsgeschichte in greifbare Nähe gerückt. Aber es kommt noch besser: Durch die hier vorgestellten Methoden hast Du im Gegensatz zu mir die Möglichkeit, das alles praktisch ohne Zusatzkosten oder gesundheitliche Risiken und komplett per Hometraining ohne Geräte zu schaffen. Außerdem kannst Du Deine Ziele noch viel schneller erreichen als ich und mit deutlich weniger Zeitaufwand, denn mit diesem Produkt ist Deine Wissensbasis von Anfang an viel größer als es meine damals war. Kurz gesagt: Du hast es viel einfacher als ich und musst weniger Wagnisse eingehen. Also mach was draus und nutze diese einmalige Chance!

Zu verdanken hast Du diese unglaublichen Möglichkeiten hauptsächlich den ausgewiesenen Experten, die ich in meiner Einleitung bereits erwähnt habe. Angefangen beim APC-Gründer und renommierten Dating- und Charismacoach Mathew Lovel, der als Herausgeber dieses Produkt überhaupt erst möglich gemacht hat. Seit wir uns vor etwas mehr als einem Jahr kennengelernt haben, hat sich unsere Zusammenarbeit immer weiter intensiviert. 2015 gipfelt sie nun in unserem neuesten Streich, den Du in Deinen Händen hältst — „Training ohne Geräte: Special Edition".

In diesem Buch stellt Dir Bismark Kunkel modernstes Wissen und jahrelange Erfahrung als Profi-Fitnesstrainer zur Verfügung. Als mir dieser Experte von Mathew vorgestellt wurde, ahnte ich sofort, dass nun etwas Großes entstehen würde. Vielleicht kennst Du ihn ja bereits aus „Frauenheld" — auch in diesem 278 Seiten starken Wegweiser für Männer aus Mathews Feder sind einige seiner 3D-Fitnessübungen und Ernährungsratschläge enthalten. Bismark ist eine ausgezeichnete und bestens ausgebildete Koryphäe. Er gibt Dir in „Training ohne Geräte" Werkzeuge an die Hand, mit deren Hilfe Du alles erreichen kannst. Ja, alles! Hier findest Du Tipps, Tricks und Übungen, die Gold wert sind. Sie haben auch mein Training und meinen körperlichen Zustand in den letzten Jahren noch mal entscheidend verbessert. Wie ich wirst Du davon begeistert sein, das verspreche ich Dir. Genieße es, ich wünsche Dir viel Erfolg!

Kolja Alexander Bonke

# 1. EINFÜHRUNG

Was ist körperliche Fitness? Sie ist das wichtigste Gut, das Du hast. Nicht mehr und nicht weniger.

Bei Problemen, die Gesundheit und Fitness betreffen, bleibt die Lebensqualität schnell auf der Strecke. Um Deine körperliche Leistungsfähigkeit zu erhalten und zu fördern, ist Sport das beste Mittel. Er ist außerdem sehr wichtig für die Seele — für Selbstvertrauen, Wohlbefinden und positive Stimmung, aber auch für Potenz und Libido. Ohne sportliche Betätigung leiden Haltung, Ausstrahlung und Körpersprache. Weitere unerwünschte Nebenwirkungen: Der Fettanteil des Körpers nimmt zu, während die Konzentration wichtiger Hormone abnimmt.

Für Männer besonders wichtig ist das Hormon Testosteron, es wird auch Männlichkeitshormon genannt. Dessen Spiegel nimmt ab, wenn ein Mann sich nicht regelmäßig bewegt. Das ist für Männer nicht weniger als eine Katastrophe, fördert Testosteron doch fast alles, was einen Mann ausmacht. Testosteronmangel geht mit Muskelschwund einher, von erhöhtem Schmerzempfinden und fehlender Motivation ganz zu schweigen. Für einen Mann muss also das Ziel sein, den körpereigenen Testosteronspiegel mit Sport, vernünftiger Ernährung und cleverem Lifestyle hochzutreiben und auf diese Weise maximal von den Vorzügen dieses Hormons zu profitieren. Wie das funktioniert, wirst Du in späteren Kapiteln lernen.

Aber natürlich ist Sport auch für Frauen ausgesprochen wichtig! Regelmäßige Bewegung stärkt das Herz-Kreislauf-System und beugt damit Herzinfarkt und Schlaganfall vor — Krankheiten die längst nicht mehr nur das vermeintlich starke Geschlecht angehen. Sport kann außerdem Osteoporose verhindern helfen. Das ist eine Knochenerkrankung, die vor allem die weibliche Hälfte der Menschheit betrifft. Auch und gerade für Frauen gilt: Kraft- und Ausdauertraining ist wesentlich effektiver für die Optimierung der Figur als blind dem neuesten Diättrend zu folgen, der im Zweifel eh nur zum berüchtigten Jo-Jo-Effekt führt.

„Training ohne Geräte: Special Edition“ wird Dir alles mit auf den Weg geben, was Du für Deine langfristige Zufriedenheit in Sachen Gesundheit, Fitness und Ernährung brauchst. Hier geht es nicht um kurzfristige Erfolge, sondern um dauerhafte Änderung von Gewohnheiten und kontinuierliche Verbesserung Deines Lebensgefühls. Ein funktionierender Körper ist eine der wichtigsten Grundlagen für ein glückliches Leben — er ist nicht weniger als der Schrein der Seele.

Trainieren mit dem 3D-System heißt, ein Programm aus 3 Stufen zu absolvieren: Beginner, Advanced und Pro. Diese 3 Level werden in den Kapiteln 5 bis 7 ausführlich erklärt und dargestellt. Du solltest außerdem jede einzelne der 3 Stufen durchlaufen und frühestens nach einigen Wochen oder besser Monaten in die jeweils nächsthöhere Liga wechseln, wenn Du mit der derzeitigen Stufe fast schon unterfordert bist. Vorher bitte auf keinen Fall!

3D steht aber für viel mehr als nur für die erwähnten 3 Stufen des Trainingsprogramms. Das 3D-Workout findet auf allen 3 Bewegungsebenen statt, der ganze Körper wird ausgeglichen und funktionell belastet. Es stärkt dauerhaft die Stabilität Deiner Gelenke und bezieht sich konsequent auf die Gesamtheit aller Gelenke und Muskeln. Das Training sorgt für Beweglichkeit und Geschmeidigkeit. Diese zu erhalten bedeutet aktive Gesundheitsförderung. Es beinhaltet viele Alltagsbewegungen — darauf wird besonders viel Wert gelegt. Das System ermöglicht Menschen jeden Alters mit dem eigenen Körpergewicht ein effektives Ganzkörpertraining zu absolvieren. Muskelaufbau und Fettverbrennung sind dabei ganz natürliche Konsequenzen. Von der einfachen Kniebeuge bis hin zum fortgeschrittenen L-Pull-up — es ist erstaunlich, wie viel man mit seinem eigenen Körper anstellen kann.

Das Training wurde aufgrund neuester Erkenntnisse entwickelt, um ein echt dreidimensionales Zusammenspiel aller Gelenke und Körperpartien und der damit verbundenen kinetischen Kette anzustreben. Dabei wird mit teilweise speziell für dieses Konzept entwickelten und einzigartigen 3D-Übungen trainiert. Wichtiger Baustein ist die Entwicklung der sogenannten Core-Stabilität, die starke Bauchmuskeln, ausgeprägte Rumpfmuskulatur und eine große Kraft in der Körpermitte beinhaltet. Du bist nämlich immer nur so stark wie Deine Mitte!

Neben den Übungen, die Du im Rahmen der 3 Stufen Beginner, Advanced und Pro in den Kapiteln 5 bis 7 findest, bietet das 12. Kapitel noch viele weitere Übungen, mit denen Du Deinen Trainingsplan variieren kannst. Bei einigen wird ein Handtuch verwendet, andere

sind Partnerübungen. Manche beinhalten sogar beides. Zusätzlich kannst Du Dir eine spektakuläre Spezialübung für Profis anschauen, um zu sehen, wohin die Reise gehen kann, wenn Du richtig Gas gibst.
Ach ja: Variationen des Trainingsplans sind nach einigen Wochen harten Trainings sehr wichtig, um zu verhindern, dass sich Dein Körper an die Reize gewöhnt. Ziel muss es sein, ihn immer wieder neu zu überraschen, um Muskelwachstum und einen Fortschritt in Sachen Fitness zu erreichen. Muskelkater ist dafür ein guter Indikator. Wenn Du keinen mehr bekommst, könnte das ein Zeichen dafür sein, den Plan variieren zu müssen. Allerdings nicht, bevor Du Deinen Plan nicht für einige Wochen durchgezogen hast. Zu früh zu variieren macht keinen Sinn!
Hast Du Dich mal unter Deinen Mitmenschen umgeschaut? Findest Du es nicht auch verwunderlich, wie fürsorglich manche Leute mit ihrem neuen Auto umgehen, während sie ihre wichtigste Maschine wie Dreck behandeln? Das Auto bekommt das beste Öl und wird regelmäßig bewegt, während ihr Körper mit Junkfood und anderem Müll vollgestopft und ständig nur auf der Couch geparkt wird. Irgendwann wundern sich diese Menschen dann, warum ihr Körper streikt. Auf die Idee, mit ihrem Körper wie mit ihrem Auto umzugehen, kommen die meisten aber trotzdem nicht. Sei Du bitte cleverer als diese Leute!
Bezüglich Fitness und Ernährung beginnt alles mit einem Blick in den Spiegel und auf die Waage – speziell von Letzterer sollte man sich aber niemals wirklich abhängig machen. Viel wichtiger ist diese Frage: Bist Du mit Deinem Spiegelbild zufrieden? Und fühlst Du Dich

wohl? Darauf kommt es wirklich an!

Jeder Mensch sollte gewichtsmäßig und figurtechnisch wissen, wo er steht. Um das gegenwärtige Niveau einordnen zu können, eignen sich neben dem Blick in den Spiegel und auf die Waage verschiedene Tests und Bewertungsverfahren.

Beginnen könntest Du zum Beispiel mit der Berechnung des Body Mass Index, kurz BMI. Dabei handelt es sich um eine Maßzahl zur Bewertung der Körpermasse eines Menschen. Der BMI errechnet sich über das Körpergewicht in Kilogramm geteilt durch die Körpergröße in Metern zum Quadrat. Den Body Mass Index sollte man der Einfachheit halber von einem Online-Rechner im Internet berechnen lassen, der die zugehörige Wertetabelle samt Einstufung automatisch mitliefert — geht in Sekundenschnelle. Außerdem berücksichtigt ein solcher Rechner im Optimalfall auch Geschlecht, Alter und möglicherweise amputierte Gliedmaßen. Normalgewicht liegt bei Männern im BMI-Bereich von 20 bis 25, darüber herrscht Übergewicht und darunter dürfen es gerne ein paar Kilo mehr sein. Bei Frauen spricht man bei 19 bis 24 von Normalgewicht. Das Ergebnis sollte zumindest stark beeinflussen, was für Ziele gesetzt werden und wie in Sachen Training und Ernährung weiter vorgegangen wird, um diese Ziele zu erreichen.

Leider hat der BMI einige Nachteile, vor allem wenn er für den Körper eines Sportlers berechnet werden soll. Hier wird die Einstufung oft ungenau oder sogar unbrauchbar, da er nicht zwischen Fett und Muskeln unterscheidet und vor allem Kraftsportler und Athleten naturgemäß einen hohen Muskelanteil haben, dadurch aber beim

BMI verhältnismäßig schlecht abschneiden. Du solltest deshalb den BMI um mindestens ein weiteres Testverfahren ergänzen und Dir so aus unterschiedlichen Testergebnissen ein schlüssiges quantitatives Bild über Deinen Körper machen.

Zur Bestimmung des Status Quo in Sachen Figur eignet sich das Taille-Hüft-Verhältnis hervorragend. Gemessen wird mit einem Maßband zunächst die Taille — und zwar in Nabelhöhe. Danach kommt der Umfang der Hüfte dran, gemessen wird immer an der dicksten Stelle. Das heißt, es sollte nicht unbedingt am Beckenknochen angesetzt werden. Die weiteste Stelle beinhaltet meist den vollen Umfang des Hinterteils, schließlich ist die Hüfte nichts anderes als der Bereich zwischen Beckenknochen und Oberschenkelknochen. Im Zweifel einfach ausprobieren und so die dickste Stelle finden, jeder Körper hat seine ganz eigene Form. Die anschließende Berechnung ist dagegen sehr einfach: Man teilt den Taillenumfang durch den Hüftumfang. Vereinfacht gesagt: Je kleiner der Wert, desto besser. Sollte der Wert über 1,0 liegen, ist die Wahrscheinlichkeit hoch, dass Du auch einen überhöhten BMI aufweist. Wenn das tatsächlich der Fall ist, solltest Du dringend abnehmen.

Natürlich ist auch die Messung Deines Körperfettanteils nützlich. Allerdings liefern in dieser Hinsicht ausschließlich hochwertige Waagen verlässliche Ergebnisse, die meist nur in Fitnessstudios oder bei Medizinern zu finden sind. Wenn Du die Gelegenheit hast, Deinen Körperfettanteil vernünftig zu messen, solltest Du sie selbstverständlich nutzen. Als Richtgröße ist eine Prozentzahl bis 15 % zu nennen, ein solcher Wert wäre für einen Mann hervorragend.

Eher unschön ist ein Körperfettanteil im Bereich von 25 % und mehr, hier sollte man schleunigst etwas tun, um ihn zu reduzieren. Bei Frauen sieht diese Einstufung etwas anders aus, 25 % Körperfett sind beim weiblichen Geschlecht durchaus in Ordnung.

Mehr zur Erreichung konkreter Figurziele in den Abschnitten „Ziel: Masseaufbau“ und „Ziel: Sixpack“. Wenn Du mit einem niedrigen BMI, einem kleinen Taille-Hüft-Verhältnis und wenig Muskelmasse zunehmen willst, ist das 9. Kapitel „Ziel: Masseaufbau“ für Dich besonders wichtig. Wenn Du üppiger ausgestattet sein solltest und eher abnehmen willst, darfst Du Dich bevorzugt mit dem 10. Kapitel „Ziel: Sixpack“ vertraut machen.

# 2. KRAFTLEVELTEST

Um zu wissen, wo man hin will, muss klar sein, wo man heute steht. Dafür war die Feststellung Deines BMI und Deines Taille-Hüft-Verhältnis ein guter Anfang. Vielleicht hast Du ja auch Deinen Körperfettanteil bestimmen lassen, was zur Standortbestimmung natürlich ideal wäre. So hast Du Dich mittlerweile selbst einordnen können, wo Du hinsichtlich Über- oder Untergewicht stehst.

Wir trainieren aber nicht nur, um ein bestimmtes Idealgewicht zu erreichen oder einen Körper zu bekommen, den andere Menschen attraktiv oder anerkennenswert finden. Ebenso wichtig ist für uns, dass wir unser Leistungsvermögen erhöhen. Demzufolge wird jetzt die zweite Hälfte Deines Ist-Zustandes festgestellt, es geht nun um Deinen Status Quo in Sachen sportliche Fähigkeiten.

Um Deine Leistungsfähigkeit kontinuierlich und langfristig zu verbessern, brauchst Du ein Trainingsprogramm, das stets Deinem individuellen Fitnesslevel entspricht. Es muss schlicht zu Dir passen. Außerdem solltest Du immer Deine Entwicklung beobachten und Deine Fortschritte in einem Trainingstagebuch dokumentieren. Das Führen eines solchen Journals ist dringend zu empfehlen. Es nützt Deiner Motivation, aber auch Deiner Organisation und Deiner Effizienz. In einem solchen Tagebuch kannst Du Trainingseinheiten in allen Einzelheiten vermerken. Dein Gewicht, Deine Ernährung und alle anderen Dinge, die für Dich und Deine Entwicklung von Bedeutung sind. Und eben auch Deine Kraftentwicklung und Deine Fortschritte in Sachen Leistungsfähigkeit. Variationen von

Trainingsplänen, erreichte Ziele in Sachen Figur – Deiner Freude am Dokumentieren sind keine Grenzen gesetzt. Hauptsache, die niedergeschriebenen Dinge helfen Dir auf Deinem Weg zum Erfolg. Natürlich hast Du die Wahl, ob Du ein Trainingstagebuch in Papierform oder in elektronischer Form führen willst. Die Art spielt keine Rolle, die Hauptsache ist, dass Du es gewissenhaft tust.

Alle 4 Wochen solltest Du einen ernsthaften Kraftleveltest durchführen. Ein solcher Test stellt Dein derzeitiges Fitnessniveau fest. Bei der Durchführung ist es wichtig, dass Du an die Grenze Deiner Leistungsfähigkeit gehst und die Übung bis zur totalen Muskelerschöpfung durchziehst. Ansonsten würdest Du ja nicht erfahren, wo Deine Grenzen liegen. Es ist sehr bedeutend für Dich und Deinen Erfolg, dass Du eine solche Kraftprobe regelmäßig durchführst, die Ergebnisse festhältst und immer daran arbeitest, Deine Resultate zu verbessern.

Dein körperlicher Zustand und Deine Kraft kannst Du beispielsweise über die Anzahl der Liegestütze messen, die Du an einem Stück schaffst. Diese klassische Eigengewichtübung ist für einen solchen Test perfekt geeignet. Es gibt aber noch viele weitere Übungen, um Deinen Fitnesszustand exakt zu ermitteln. Auch Klimmzüge oder Kniebeugen bieten sich beispielsweise dafür an. Wenn Du vor einem Monat 10 perfekte Wiederholungen bei einer solchen Übung geschafft hast und jetzt bei 15 angelangt bist, solltest Du Dich über Deinen Fortschritt freuen und ihn in Deinem Trainingstagebuch vermerken. Und dann genau so weitermachen, um in einem Monat 20 zu schaffen!

Wenn Du Dich bei Deinem monatlichen Kraftleveltest tatsächlich für Liegestütze entschieden hast, nimmst Du nach ausreichendem Aufwärmen die Ausgangsposition der Liegestütze ein und führst so viele Wiederholungen an einem Stück durch wie Du nur kannst. Höre nicht auf, bevor Du nicht den Punkt der völligen Muskelerschöpfung erreichst. Versuche, die entstehenden Schmerzen auszuhalten, sie gehören nämlich dazu: No pain, no gain! Aber achte unbedingt auf eine saubere Ausführung der Übung!

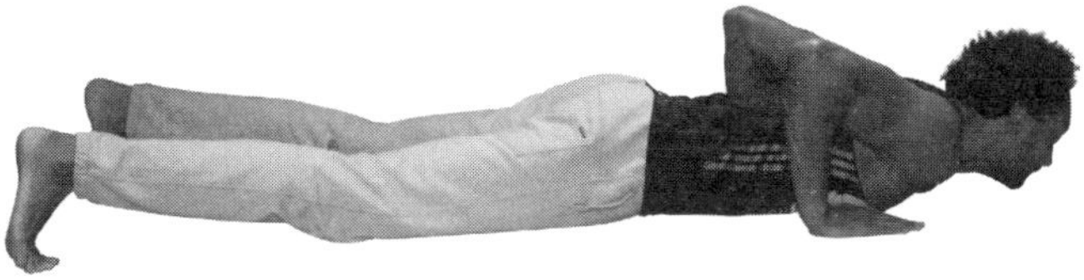

[1]

Die Ausgangsposition der Liegestütze ist die Bauchlage. Halte Deinen Körper dabei gestreckt und auf Spannung. Die Fußspitzen sind fest auf dem Boden aufgestellt. Deine Hände sollten sich höchstens etwas mehr als schulterbreit voneinander entfernt auf Höhe der Brust am Boden befinden. Die Finger zeigen nach vorne, die Daumen nach innen. Strecke nicht das Hinterteil heraus, vermeide den sogenannten Entenpo und presse die Pobacken ohne zu verkrampfen zusammen.

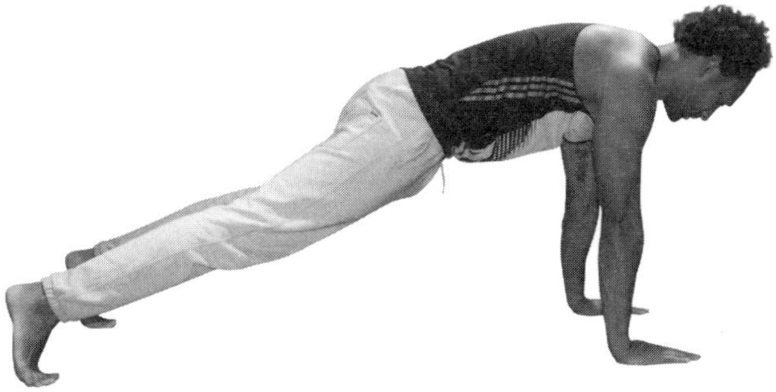

[2]

Durch Anspannen der Arme werden diese gestreckt und Dein Oberkörper hebt sich vom Boden ab. Die Bewegung sollte nicht ruckartig, sondern gleichmäßig ausgeführt werden. Da das Anheben der anstrengendere Teil der Übung ist, solltest Du dabei ausatmen — ausgeatmet wird nämlich immer bei der Anstrengung. Das Gewicht wird gleichmäßig auf Zehenspitzen und Hände verteilt. Kopf, Hals, Wirbelsäule, Gesäß und Knie bilden eine durchgehende Linie und die Bauchmuskulatur bleibt angespannt. Bitte nicht ins Hohlkreuz verfallen! Die Arme werden normalerweise komplett durchgestreckt, können aber auch in der höchsten Position leicht angewinkelt bleiben. Dies kann vorteilhaft sein, um die Spannung in Brust, Schultern und Trizeps konstant zu halten. Probiere selbst aus, welche Variante Dir besser gefällt. Achte in jedem Fall darauf, spätestens am Ende der Bewegung die Schulterblätter bewusst zusammenzuführen. Die Schultern befinden sich außerdem immer in einer Linie über den Händen.

Nun werden beide Arme gleichzeitig gebeugt und der Oberkörper auf diese Weise abgesenkt, bis die Nasenspitze fast den Boden berührt. Atme dabei ein. Je tiefer Du Deinen Körper zu Boden bringst, desto besser — aber bitte nicht dort ablegen. Spätestens wenn die Nasenspitze die Erde berührt hat, geht es sofort wieder nach oben. Der Körper bleibt dabei stets gestreckt, der Blick immer auf den Boden gerichtet. Bitte nicht nach vorne schauen und nicht den Kopf anheben, daraus könnten nämlich muskuläre Probleme entstehen, beispielsweise im Nacken.

Übrigens kann aus dieser Übung ein gehöriger Muskelkater entstehen, vor allem wenn Du Anfänger bist. Das ist aber kein

Grund zur Sorge, sondern gut so! Prüfe durch Abtasten der Brust an den Tagen danach, dass der Muskelkater sich auch wirklich auf die Brust konzentriert und nicht nur auf die vordere Schulter. Sollte die vordere Schulter stärker von Muskelkater betroffen sein als die Brust, musst Du die Stellung der Arme variieren, schließlich wollen wir mit dieser Übung hauptsächlich die Brust belasten. Meist schafft man das, indem man die Hände etwas weiter voneinander entfernt platziert und die Arme stärker vom Körper wegstreckt. Außerdem kann helfen, die Schulterblätter während der gesamten Übung zusammengepresst zu halten. Das erhöht den Druck auf die Brustmuskeln. Probiere es aus und entwickle die für Dich perfekte Haltung bei dieser klassischen Kraftübung!

Bist Du bereit? Dann los! Absolviere den Kraftleveltest!

# 3. ZIELSETZUNGEN

Da wir mittels Taille-Hüft-Verhältnis, Kraftleveltest & Co. in den letzten Kapiteln geklärt haben, wo Du hinsichtlich Figur und Fitness stehst, kümmern wir uns jetzt um Deine Ziele. Unter anderem sollte nun bereits klar sein, ob es für Dich in Sachen Körpermasse eher nach oben oder eher nach unten gehen soll. Diese Tendenz muss klar sein — willst Du abnehmen oder zunehmen? Genauere, darüber hinausgehende Zielsetzungen werden wir in diesem Kapitel festlegen.

Ein Ziel, was ist das eigentlich? Ein Ziel ist ein in der Zukunft liegender erstrebenswerter Zustand, den man sich vorgibt. Dieser Zustand kann alles Mögliche beinhalten: Zehn Kilo abnehmen, einen BMI im idealen Bereich erreichen, sich einen Sixpack zulegen oder konkret formulierte Ziele wie „80 hart", also ein Gewichtsziel plus die gleichzeitige Vorgabe einer definierten Muskulatur. Doch das ist nicht alles. Genau so kann ein Ziel auch darin bestehen, mit 40 Jahren wieder so fit wie mit 20 zu werden und Leistungswerte von damals erneut zu erreichen. Oder 100 korrekt ausgeführte Liegestütze am Stück zu schaffen. Auch 20 Klimmzüge hintereinander mit breitem Griff wären eine sehr erstrebenswerte Leistung. Es sind Deine ganz persönlichen Zielsetzungen, die Du festlegst! Tu es mit Liebe und nach reiflicher Überlegung.

Ziele sollten realistisch sein, also erreichbar. Dadurch schaffen sie es, Dich zu motivieren statt Dich zu demotivieren. Allerdings können auch Vorbilder in Sachen Figur oder Leistung zu motivierenden Zielsetzungen inspirieren. Wenn man sich aber Ziele à la Figur wie Arnold Schwarzenegger in den Siebziger Jahren oder Gewichte heben wie Matthias Steiner setzt, kann man leicht enttäuscht werden. Bei solchen Zielen sollte man sich immer im Klaren sein, dass man mit allerhöchster Wahrscheinlichkeit immer nur in die Nähe seiner Vorbilder kommt — wenn überhaupt! Wenn man bezüglich ihrer Nichterreichbarkeit realistisch bleibt, ist gegen solche Ziele aber prinzipiell nichts einzuwenden. Solange ein motivierender Effekt da ist, ist im Prinzip jede Motivationsmethode richtig. Denn darum geht es hier: Zielsetzungen und Vorbilder sollen langfristig motivieren und so Erfolge ermöglichen!

Wie Du oben bereits gelesen hast, gibt es ganz unterschiedliche legitime Zielsetzungen. In unserem Fall besteht eine Zielsetzung deshalb immer aus mindestens zwei Teilen: Figurziel und Leistungsziel — möglicherweise sogar mehrere Figurziele und mehrere Leistungsziele. Wie bereits erwähnt trainieren wir schließlich nicht nur, um eine bestimmte äußere Körperform zu erreichen. Auch die inneren Werte und die Leistungsfähigkeit sollen stimmen!

Zu Deinen speziellen persönlichen Zielsetzungen kommt noch ein Standard-Ziel hinzu: Dein Ziel sollte immer sein, irgendwann das Pro-Programm des 3D-Systems möglichst souverän absolvieren zu können. Hierbei handelt es sich also um ein zusätzliches Leistungsziel, das sich durch die Anwendung unseres Konzepts automatisch ergibt. Wann Du auf das nächsthöhere Level wechselst — also vom Beginner-Programm auf das Advanced-Programm und dann vom Advanced-Programm auf das Pro-Programm — ergibt sich hauptsächlich daraus, wie gut Du das aktuelle Level meisterst. Wenn Du beispielsweise auf dem Beginner-Level bist und nach sechs Wochen gewissenhaftem Training bei diesem Programm keine größere Mühe mehr hast, darfst Du gerne upgraden. Vorher allerdings nicht! Gleiches gilt nach angemessen langer Zeit auf dem Advanced-Level — wenn Du dieses locker bewerkstelligst, wird es Zeit, in die Profi-Liga aufzusteigen. Lass Dir aber bitte jeweils mindestens einen Monat Zeit mit dem Upgrade und versuche, die Übungen Deines Levels wirklich zu perfektionieren, bevor Du die Klasse wechselst. Statt einem Upgrade kannst Du Dich beispielsweise für eine gewisse Zeit auch damit begnügen, nur eine Übung auszutauschen. Sei Dein eigener Coach und spüre selbst, wann Du für Veränderungen bereit bist. Entwickle ein Gefühl für Deinen Körper, Deine Verfassung und Deine Leistungsfähigkeit. Das ist nötig, um Überforderung und Verletzungen zu vermeiden und um Deine Ziele zu erreichen. Safety first!

Wenn Du nach langer Pause — beispielsweise durch Krankheit oder Verletzung — wieder ins Training mit dem 3D-System einsteigst, solltest Du dementsprechend in einer niedrigeren Klasse als vorher anfangen oder zumindest mit deutlich niedrigerer Trainingsintensität. Du kannst nicht erwarten, dass Du fähig bist, das gleiche Programm zu absolvieren wie vor Deiner Auszeit. Schon die Beginner-Übungen im 3D-System sind schweißtreibende Herausforderungen, die es in sich haben. Das wirst Du bald am eigenen Leib spüren!

Kommen wir zum Thema Figurziel. Um Illusionen vorzubeugen:

Wenn Du als Mann dünn bist und einen sehr niedrigen BMI hast, aber möglichst schnell Muskeln, Definition und am besten auch einen Waschbrettbauch willst, solltest Du zuerst richtig Masse aufbauen und in einem zweiten Schritt wieder abnehmen. Also eine Massephase durchführen gefolgt von einer Definitionsphase. Dies ist der schnellste Weg, um Deine Ziele zu erreichen. Du wirst dabei auch Fett aufbauen, was Du aber für die Dauer der Massephase ignorieren solltest. Nur wenn Du in Kauf nimmst, Deinen Körperfettanteil zu erhöhen, kannst Du richtig groß werden.

Das liegt daran, dass Dein Körper sich nur dann ständig in einer anabolen – also muskelaufbauenden – Phase befindet, wenn er im deutlichen Kalorienplus ist, Du also dauerhaft mehr Nahrung zu Dir nimmst als Du eigentlich brauchst. Dann baust Du allerdings nicht nur Muskeln auf, sondern auch Fett – das ist im Prinzip unvermeidbar. Mehr zu diesen Zusammenhängen wirst Du in späteren Kapiteln erfahren.

Größtenteils fettfreier Muskelaufbau ist zwar auch möglich, dauert aber bedeutend länger, um entsprechende Ergebnisse zu erreichen. Fettfreier Aufbau von Muskelmasse in wirklich großem Stil wäre nur mit illegalen Anabolika möglich, deren Einsatz die Gesundheit gefährdet. Deshalb kommen Steroide & Co. nicht in Frage. Der Vorteil des langsameren fettfreien Aufbaus ist, dass Du stets gut aussiehst, während Du in einer echten klassischen Massephase meist aufgeschwemmt wirkst und dadurch nicht gerade höchstes Attraktivitätsniveau erreichst. Du musst sorgfältig abwägen, welchen Weg Du einschlagen willst. Es ist Dein Leben, Dein Weg und es sind Deine Ziele!

Übrigens: Selbst Muskeln aufbauen und Fett abbauen gleichzeitig ist zwar möglich, aber nur auf geringem Niveau, da man zum Muskelaufbau grundsätzlich eine positive und zum Fettabbau eine negative Kalorienbilanz benötigt. Wie gesagt, Genaueres zu diesen Themen wirst Du später noch lernen.

Solltest Du mit Deiner Figur vollkommen zufrieden sein, ist das Figurziel dennoch klar: Einfach den Status Quo halten, also langfristig so bleiben wie Du bist. Und das könnte vielleicht sogar schwieriger sein, als Du denkst. Mit den Jahren wird das nicht gerade leichter.

Beachte immer: Ist eines Deiner Ziele erreicht worden, ist das nicht das Ende. Dann muss es darum gehen, neue Ziele zu setzen und den eingeschlagenen Weg konsequent weiterzugehen. Weiter, immer weiter!

# 4. DURCHHALTESTRATEGIEN

Um Deine im letzten Kapitel festgelegten Ziele in Sachen Figur und Leistung letztendlich wirklich zu erreichen, ist hauptsächlich eines nötig: Motivation — und zwar jede Menge davon!

Motivation macht erfolgreich. Motivation ermöglicht, Träume zu leben. Motivation ist der Treibstoff Deiner Schaffenskraft. Ziele ohne diese wunderbare Kraft anzugehen bringt in der Regel wenig, Motivation ist die Voraussetzung für Deinen Erfolg in allen Lebensbereichen. Sie ist der Antrieb, um auf die Sonnenseite Deines Daseins und zu einem erfüllten Leben zu kommen. Alles, was Du bisher in Deinem Leben gemeistert hast, wurde von Dir realisiert, weil Du motiviert warst. Alle erfolgreichen Menschen besitzen ausreichend Motivation, um ihre Ziele zu erreichen. Motivation ist, was Dich schwere Aufgaben scheinbar mühelos bewältigen lässt — so auch eine konsequente Ernährungsumstellung oder härtestes Training. Du hast Deinen Erfolg und Dein Glück immer selbst in der Hand!

Ziele erreichst Du durch Motivation und Motivation entsteht durch Ziele, beides bedingt sich also gegenseitig. Und Motivation ermöglicht die so immens wichtige langfristige Disziplin. Herausragende Fitness, hohe Leistungsfähigkeit und ein toller Körper haben nämlich sehr, sehr viel mit andauernder Disziplin zu tun. Dafür sind bestimmte Charaktereigenschaften und Fähigkeiten notwendig, beispielsweise die Fähigkeit zum Belohnungsaufschub. Belohnungsaufschub bedeutet, die Früchte für entbehrungsreiches Verhalten nicht sofort, sondern erst später ernten zu können. Längere Projekte wie Masseaufbau oder Gewichtsabnahme verlangen deshalb ganz selbstverständlich die Fähigkeit zum Umgang mit Belohnungsaufschub. Man muss erst eine gewisse Zeit arbeiten, bevor ein Effekt sichtbar wird. Geduld ist hier gefragt. Bitte arbeite an Deiner Geduld und an Deiner Bereitschaft zu Belohnungsaufschub!

Echtes und langfristiges Durchhaltevermögen entsteht außerdem nur, wenn man an eine Sache glaubt, diese Sache wirklich will und davon beseelt ist. Wie stark ist Dein Wille wirklich, um Deine Ziele zu erreichen? Beweise Dir selbst, dass er stark genug ist, um Deine Herausforderungen zu meistern.

Du solltest Dich von Anfang an in die positiven Gefühle hineinversetzen, die die Erreichung Deiner Ziele mit sich bringen wird. Stell Dir passend zu Deinen ganz persönlichen Zielen immer die richtigen Fragen — zum Beispiel Fragen wie diese:

„Wie wirst Du Dich fühlen, wenn Du wieder genau so fit bist wie vor 10 Jahren?"

„Wie werden Dir Deine Shirts stehen, wenn Du sie endlich mit Deinen breiteren Schultern ausfüllen kannst?"

„Wie werden sich Flirten und Sex mit 20 kg Körpergewicht weniger anfühlen?"

Lass Dir Deine eigenen Fragen einfallen, die zu Deinen ganz persönlichen Zielen passen. Beantworte Dir diese Fragen, stell Dir den entsprechenden Zustand vor und versetze Dich mit Deinem ganzen Vorstellungsvermögen in ihn hinein. Merkst Du, wie gut es Dir dabei geht? Vielleicht hast Du bei diesen Gedanken ja sogar ein breites Grinsen im Gesicht. Lass diese Emotionen wirken und hol sie Dir immer wieder. Solche positiven Gefühle sind genau das, was Du brauchst, um langfristig motiviert zu bleiben. Sie führen zu besonderer mentaler Stärke!

Ganz besonders wichtig sind Vorbilder. Als Mann können dies klassische Vorbilder in Sachen Figur sein wie zum Beispiel Arnold Schwarzenegger oder Brad Pitt in bestimmten Filmen, aber natürlich auch als Leistungsvorbilder fungierende Sportlerpersönlichkeiten wie Usain Bolt oder Michael Phelps. Als Frau gibt es selbstverständlich genauso viele mögliche Idole. Frag Dich selbst, wer Dir als Vorbild dienen könnte, denn es ist nützlich eins zu haben!

Versuche in einem zweiten Schritt herauszufinden, wie Deine Vorbilder zu dem geworden sind, was sie heute sind. Orientiere Dich an diesen Menschen. Lese ihre Biografien und versuche ihre Erfolgsrezepte auf Dich zu übertragen. Das ist häufiger möglich, als Du glaubst. Arnold Schwarzenegger beispielsweise ist ein inspirierendes Motivationswunder, von dem man sich viel abschauen kann. Man mag zu ihm persönlich stehen wie man will, aber dieser Mann ist die personifizierte Willenskraft. Interviews mit ihm und Bücher über ihn — vor allem seine Lebensphase als Bodybuilder betreffend — sind durchweg sehr empfehlenswert. Abgesehen davon, dass seine Figur und Form aus den aktiven Zeiten bis heute ausgesprochen beeindruckend ist.

Da Bilder oft stark motivierenden Charakter für uns Menschen haben, empfehle ich Dir, Fotos Deiner Vorbilder und andere positiv aufgeladene Abbildungen zu einer großen Zielcollage zusammenzufügen. Die Zielcollage ist ein tolles Motivationstool, das sehr positive Effekte haben kann. Es kann helfen, Dein

Selbstvertrauen und Deine Motivation langfristig aufzubauen. Nimm Dir ein paar Zeitschriften und schneide Bilder oder Wörter aus, die Deinen Zielen entsprechen. Sie sollten Dir ein gutes Gefühl erzeugen und ein Lächeln ins Gesicht zaubern. Klebe diese Ausschnitte auf ein großes Blatt Papier und gib Dir Mühe dabei. Der Fantasie sind keine Grenzen gesetzt und wie immer ist erlaubt was Dir gefällt — inspirierende Körper oder Übungen wie einhändige Liegestütze oder Klimmzüge, die Du vielleicht irgendwann mal schaffen willst. Oder Bilder von Bodybuildern, Fitness-Models und Sixpacks von durchtrainierten Filmschauspielern. Wenn Du fertig bist, kannst Du die Collage einrahmen und in Deiner Wohnung an einem möglichst prominenten Platz aufhängen, an dem Du Dich häufig aufhältst. Dein Unbewusstes wird davon geprägt werden und Dein Handeln wird sich darauf ausrichten, die abgebildeten Ziele zu erreichen.

Immer ausreichend motiviert zu sein hat viel mit vorteilhaftem Denken zu tun. Nun stellt sich die Frage, wie dieses Denken konkret funktioniert. Und wie Du es schaffen kannst, Dein Optimum an Motivation zu erreichen. Eigentlich ist das überhaupt nicht schwer.

Eine Methode, um sich optimal motivieren zu können, ist die Hin-zu-Motivation. Mit dieser Art der Motivation ist es beispielsweise relativ einfach, das Rauchen aufzuhören oder andere eigentlich schwierige Leistungen des Willens zu vollbringen.

Um zu verstehen, wie die Hin-zu-Motivation funktioniert, bietet sich an, zuerst ihr Gegenteil zu betrachten: die Weg-von-Motivation. Im Fall der Aufgabe „Rauchen aufhören“ würde sie folgendermaßen klingen: „Ich will mit dem Rauchen aufhören, ich muss weg davon.“

Leider verfehlt diese Art der Motivation bei vielen Menschen ihre

Wirkung. Der Grund dafür ist, dass man mit dieser Herangehensweise auf den ersten Blick nur einen Verlust zu verkraften, aber nichts zu gewinnen hat. Wenn das Rauchen wegfällt, was bleibt dann? Okay, ich will weg vom Rauchen, aber wo will ich denn eigentlich hin? Es fehlt sozusagen der Ersatz dafür, die Vision, das motivierende Ziel, in gewisser Weise auch die Belohnung für meine Entbehrungen. Außerdem verstärkt ein Mantra wie „ich will aufhören zu rauchen" die Gedanken an Zigaretten nur. Am Ende wird unter Umständen alles noch schwieriger!

Aus diesen Gründen brauchen viele Menschen eine andere, ja, eine gegenteilige Art der Motivation, die Hin-zu-Motivation. Wenn sie früher weg vom Rauchen wollten, wollen sie nun hin zu einem gesünderen Lifestyle – das ist pure Hin-zu-Motivation!

Die neuen und motivierenden Aussagen der Hin-zu-Motivation sind die folgenden: Mehr Attraktivität, wenn man Nichtraucher ist. Ein längeres und schöneres Leben. Mehr Geld in der Tasche, dafür weniger Husten und Gestank. Mehr Selbstwert, denn jemand, der sich täglich vergiftet, kann sich nicht wirklich gern haben. Wer sich selbst und das Leben liebt, behandelt sich anders, oder nicht?

Durch Hin-zu-Motivation wird erst klar, dass Rauchen einfach keinen einzigen Nutzen oder Vorteil liefert. Aber das Aufhören bietet Nutzen und Vorteile. Deshalb: Hin zu einem gesünderen und besseren Leben!

Auch bei anderen Bereichen funktioniert diese Art der Motivation sehr gut: Hin zum Traumkörper statt weg vom Fett. Hin zu Gesundheit statt weg von Burgern und Pommes. Hin zu einem breiten Kreuz und einer männlichen Figur statt weg vom dürren

Körper eines Jugendlichen. Hin zu einer schlanken Silhouette statt weg vom Übergewicht.
Dieser Unterschied in der Motivationsperspektive kann sehr große Wirkung haben, genau genommen ist die Hin-zu-Motivation schon fast eine kleine Zauberformel. Für die meisten Menschen eignet sie sich deutlich besser als die Weg-von-Motivation. Wahrscheinlich auch für Dich!
Die vorher dargestellte Empfehlung der Zielcollage ist genau betrachtet ebenfalls Ausdruck der Hin-zu-Motivation. Schließlich benutzt Du ja für so eine Collage aus motivierenden Bildern auch keine Fotos von übergewichtigen oder unsportlichen Körpern oder Menschen, die auf der Couch sitzen und Chips essen, sondern von austrainierten Figuren und Übungen, die Du irgendwann mal schaffen willst. Abbildungen von positiven Zuständen, von Zielen und Visionen. Also zeigt sich auch hier ganz deutlich, dass sich Hin-zu-Motivation meist besser eignet als Weg-von-Motivation. Sie ist positiv und auf Deine Zukunft und Deine Ziele ausgerichtet, während die gegenteilige Motivationsstrategie negativ und auf Gegenwart und Vergangenheit bezogen ist.
Auch wenn Weg-von-Motivation bei manchen Menschen funktionieren mag, schenkt ein solcher Mensch immer nur dem negativen Teil einer Sache seine Beachtung. Das positive, im eigentlichen Sinne motivierende und zielgerichtete Element fehlt hier eigentlich komplett. Dies suggeriert dem Unbewussten, dass man nur etwas zu verlieren hat – im oben geschilderten Fall den zweifelhaften Genuss des Rauchens. Und auf diesem negativen Teil der Sache liegt dann auch die ganze Konzentration, wodurch

das Rauchen im Denken noch größeren Raum einnimmt. Vielen Menschen geht deshalb bei dieser Art der Motivation früher oder später die Kraft aus, ihre Disziplin versagt. Denn: Was gibt es zu hier gewinnen? Auf den ersten Blick tatsächlich nichts!

Dabei ist das Gegenteil der Fall. Zu gewinnen gibt es zum Beispiel mehr Geschmackserlebnisse beim Essen, gut riechende Klamotten und heiße Dates mit Nichtraucherinnen. Und mehr Gesundheit und ein längeres Leben. Viel motivierender, oder nicht?

Fazit: „Ich will gesünder leben“ hat viel mehr Kraft als „ich will aufhören zu rauchen“. Das zugehörige Gesetz lautet: Beachtung schafft Verstärkung, Nichtbeachtung schafft Befreiung. Durch die Beachtung von dem, was ich nicht will, wird nicht ausreichend Antriebsenergie erzeugt, um Dich letztendlich dorthin zu bringen, wo Du hin willst.

Ungefähr ins gleiche Horn bläst auch Dortmunds mehrfacher Meistertrainer Jürgen Klopp, wenn er sagt: „Ich glaube nicht, dass die Angst vorm Verlieren Dich eher zu einem Sieger macht als die Lust auf Gewinnen.“ Die Richtigkeit seines Satzes zeigt sich übrigens auch und gerade dann, wenn es für seine Mannschaft nicht mehr so gut läuft — so wie derzeit in der Saison 2014/15.

Konzentriere Dich deshalb einfach nur noch auf die schönen Dinge, die Du haben willst und programmiere Dich auf diese Weise um. Mit der Hin-zu-Motivation wirst Du genau diese schönen Dinge und all Deine Ziele erreichen, sofern Du Dich ausreichend anstrengst. Sie wird Dir Kraft geben, um Deinen Weg zu gehen.

Wenn Du die Wichtigkeit von ausreichender Motivation erkannt, Dir Vorbilder gesucht, eine Zielcollage erstellt und die Hin-zu-Motivation verinnerlicht hast, wird es Dir leicht fallen, im Alltag immer motiviert zu sein. In jeder Sekunde Deines schweißtreibenden Trainings. Bei jeder liebevollen Zubereitung Deiner Mahlzeiten. Und bei jedem Verzicht auf Alkohol, Chips und Süßigkeiten.

Wenn Du die in diesem Kapitel geschilderten Aktivierungswege für die Erreichung Deiner Ziele ab heute täglich nutzt, wirst Du in Zukunft über eine Fähigkeit zur Selbstmotivation verfügen, die Du vielleicht kaum für möglich gehalten hättest. Auf diese Weise wird es für Dich nie wieder Motivationsprobleme geben. Genau so soll es sein!

# 5. BEGINNER

Nun geht's los. Ob Beginner, Advanced oder Pro: Die Trainingsprogramme aller drei Gruppen sind so aufgebaut, dass Du sie problemlos zu Hause oder im Freien ohne Geräte oder zusätzliche Gewichte durchführen kannst.

Die einzige Ausnahme ist eine Klimmzugstange, die Du in jedem gut sortierten Sportfachhandel schon ab 25 Euro kaufen kannst und ohne Bohren oder Nägel an fast jedem Türrahmen anbringen kannst. Oder Du nutzt eine öffentliche Klimmzugstange, die es in Parks und auf Trimm-dich-Pfaden gibt — wie wir im Video der Buch-DVD-Kombination „Training ohne Geräte: Fit mit dem 3D-System". Oder Du ziehst Dich an Mauervorsprüngen hoch, fast überall ist mit etwas Einfallsreichtum effektives Training möglich!

Ganz nebenbei: Auch mit anderen Dingen, die in fast jedem Haushalt vorkommen, kann prima trainiert werden. Ob ein voller Wasserkasten als Gewicht oder eine Treppe, um daran Klimmzüge zu üben — Deiner Fantasie sind keine Grenzen gesetzt. Du kannst Dir selbst kreative Möglichkeiten ausdenken, um Dein Repertoire an Übungen zu erweitern. In Kapitel 12 bekommst Du außerdem Übungen vorgeführt, bei denen ein handelsübliches Handtuch verwendet wird. Ach ja, übrigens: Eine Yoga-Matte wäre sicherlich auch kein Fehler, je nachdem wie hart Dein Boden ist.

Die einzige Last, mit der Du arbeiten wirst, ist Dein eigenes Körpergewicht. So wirst Du Deine eigene Körperspannung kennen und kontrollieren lernen, ein ganz neues Körperbewusstsein

entwickeln und gleichzeitig Deine Verletzungsgefahr auf ein Minimum reduzieren. Training mit dem eigenen Körpergewicht hat nur Vorteile!
Wenn Du das Trainingsprogramm einige Male absolviert hast, werden Dir diese Vorteile schnell auffallen. Erst recht, falls Du früher mit einem bei Bodybuildern üblichen Split-Plan trainiert hast. Split heißt, Muskelgruppen auf bestimmte Tage aufzuteilen: Montags Brust, mittwochs Arme, freitags Rücken und so weiter. Neben Vorteilen, die ein solches System ohne Zweifel bieten kann, ergeben sich eine Menge Nachteile. Zum Beispiel, dass an ungeliebten Tagen wie dem Beintag nur mit halber Intensität und geringer Motivation trainiert wird. Oder dass solche Tage gerne mal ganz ausfallen, weil man den inneren Schweinehund einfach nicht überwinden kann. Beim Training ohne Geräte mit dem 3D-System passiert so etwas nicht, weil alle Muskelgruppen an einem Trainingstag belastet werden. Ungeliebte Trainingstage ohne Motivation gibt es hier nicht!
Training ohne Geräte mit dem 3D-System hat aber noch weit mehr Vorteile – es ist das Training echter Athleten. Hier werden keine isolierten unnatürlichen Bewegungen vollzogen. Durch dieses Programm wirst Du nicht unbeweglicher, sondern beweglicher. Deine Koordination, Deine Kraft und Deine Ausdauer werden sich in kürzester Zeit extrem verbessern. Und dieses System hat weitaus mehr mit echtem Sport zu tun, als sich im Fitnessstudio auf irgendwelchen Geräten zu langweilen. Bald darfst Du loslegen und es ausprobieren – dann wirst Du schnell merken, wie recht wir mit dieser Behauptung haben.
Falls Du bisher eher selten sportlich aktiv warst, wirst Du im

Beginner-Programm die elementarsten Übungen kennen lernen, diese üben und irgendwann perfektionieren und so optimal auf die nachfolgenden Programme vorbereitet werden. Du solltest unter Umständen mehrere Monate — zumindest aber mehrere Wochen — auf dem ersten Level bleiben und versuchen, die Bewegungsabläufe zu perfektionieren.

Außerdem bereits an dieser Stelle ein ernstgemeinter Warnhinweis: Wenn Du bisher kaum oder wenig Sport gewöhnt bist, wird das 3D-Training sehr anspruchsvoll für Dich sein. Gehe langsam an die Sache heran, achte auf Deinen Körper und überfordere Dich zu Anfang bitte nicht. Untrainiert ist es nicht möglich, das gesamte Beginner-Programm so durchzuziehen, wie es ein Profi tun würde. Taste Dich langsam heran, übe sanft die Bewegungsabläufe ein und versuche, Schritt für Schritt härter zu trainieren und mehr Übungen hintereinander zu absolvieren. Es ist noch kein Meister vom Himmel gefallen, habe Geduld und Du wirst es schaffen — aber sicherlich nicht von heute auf morgen. Das 3D-Training wirklich zu meistern ist ein langfristiges Projekt, sei Dir dessen immer bewusst!

Ein weiteres Mal die ernstgemeinte Warnung: Solltest Du stark übergewichtig sein oder tatsächlich keinerlei sportliche Erfahrung haben, musst Du sehr vorsichtig sein! Auch bei körperlichen Gebrechen oder Krankheiten musst Du unbedingt Vorsicht walten lassen und bei Bedarf die Durchführung der Übungen vorher mit Deinem Arzt abklären!

Denke beim Training immer an Deine Atmung: Bei der Anstrengung ausatmen, bei der Rückführung der Bewegung einatmen. Dies ist sehr wichtig und muss geübt werden, bis es Dir in Fleisch und Blut übergegangen ist!

Du kannst Dich bei Bedarf von Kapitel 12 inspirieren lassen, um Abwechslung in Dein Übungsprogramm zu bringen. Du kannst variieren wie Du willst und Übungen durch ähnliche Übungen ersetzen. Spiele nach Belieben mit Deinem Trainingsplan, mache Deine eigenen Erfahrungen und fordere Deinen Körper immer wieder neu. Nur weil Du zu Anfang längere Zeit auf dem Beginner-Level bleiben solltest, heißt das ja nicht, dass Du immer dieselben Übungen machen musst! Allerdings solltest Du immer erst circa 4 Wochen dem Plan folgen, bevor Du ihn änderst. Gib Deinem Körper Zeit, sich auf die Übungen einzustellen. Die Übungsabfolge innerhalb der ersten Wochen zu ändern wäre verfrüht.

Beginner, Advanced und Pro sind allesamt Allround-Workouts, in denen durch äußerst kurze Pausen zwischen den Übungen und viel Bewegung während der Trainingseinheit neben der Kraft auch Ausdauer und Koordination stark verbessert werden. Es handelt sich um hocheffizientes Zirkeltraining, das immer aus 3 Runden besteht. Gib in jeder Runde alles!

Du kannst übrigens gerne in Socken oder besser barfuß trainieren. Bei einigen Übungen dürfte es nämlich recht laut werden, mit Schuhen könnten sich also unter Umständen Deine Nachbarn wegen des Lärms beschweren. Das solltest Du vermeiden. Außerdem lassen sich die Übungen ganz prima ohne Schuhe durchführen ...

Wie sollte Dein Training ablaufen? Bevor Du mit dem eigentlichen Workout anfängst, ist es unbedingt notwendig, dass Du Dich ordentlich aufwärmst. Das Warm-up soll Verletzungen verhindern und dient als Vorbereitung für die nachfolgenden Übungen, indem Du Deinen Körper und vor allem Deine Gelenke in allen Ebenen

durchbewegst. Es ist außerdem wichtig für Dein Herz-Kreislauf-System, es bringt Dein Blut in Wallung. Ein paar Minuten sollten dafür ausreichen.
Bevor wir mit dem Warm-up beginnen, musst Du die Pole Position lernen. Sie ist die Grundlage für alles, was Dich in diesem Programm noch erwartet.

### *Pole Position*

Die Grundposition fast aller Übungen ist die Pole Position. Du siehst sie auf dem zweiten Bild. Bismark stellt sie allerdings etwas überdeutlich dar, um die Unterschiede aufzuzeigen. So extrem musst Du sie aber nicht praktizieren. Es geht einfach darum, kein Hohlkreuz und keinen Entenpo zu machen, die Du beide auf dem ersten Bild erkennen kannst, sondern das Becken aufzurichten, also etwas nach vorne zu schieben. Das Steißbein sollte Richtung Boden zeigen, die Po- und Bauchmuskeln sollten fest sein. Die Beine sind in der Grundposition schulterbreit auseinander, um einen möglichst sicheren Stand zu gewährleisten.

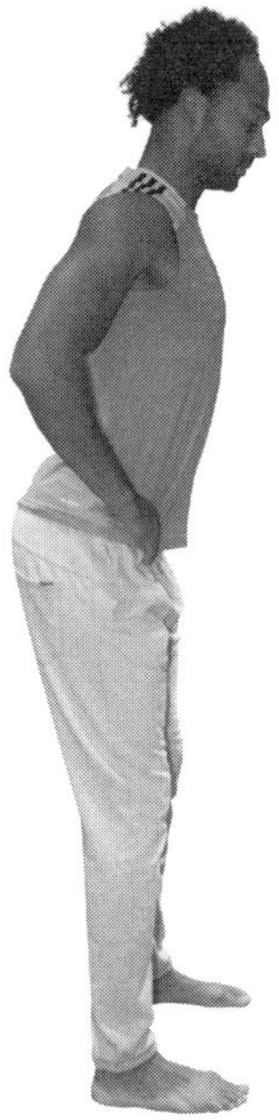

[1]

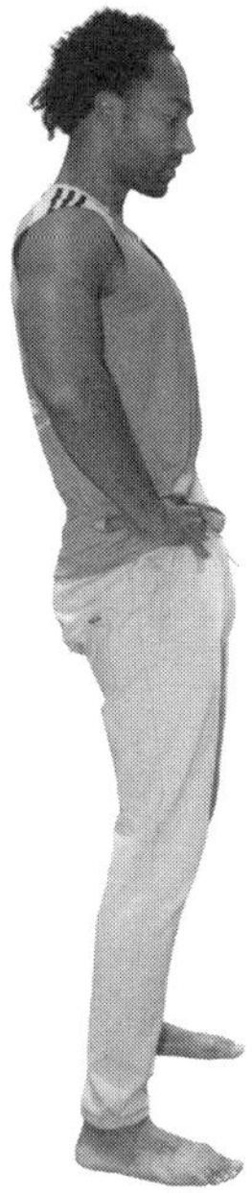

[2]

Merke: Fast immer, wenn im Folgenden von der Grundposition die Rede ist, meinen wir diese sogenannte Pole Position. Falls sie ausnahmsweise nicht gemeint sein sollte, wird das im Text deutlich gemacht, indem ausdrücklich eine andere Haltung als Grund- oder Ausgangsposition der jeweiligen Übung bezeichnet wird.

## I. WARM-UP

Nun, da Du die generelle Grundstellung namens Pole Position kennengelernt hast, die Du bei sehr vielen Übungen brauchen wirst, kommen wir zum Warm-up. Das Warm-up besteht aus folgenden Übungen:

1. Hampelmann
2. Hampelmann nach vorne
3. Hampelmann mit Rotation
4. Hip Twist
5. Knieanziehen
6. Shaolin Punches

Hier die Warm-up-Übungen im Detail, wir beginnen mit dem Hampelmann.

### *1. Hampelmann*

Du beginnst in einer aufrechten Position, das Becken wie in der Pole Position leicht vorgeschoben, der Blick geradeaus.

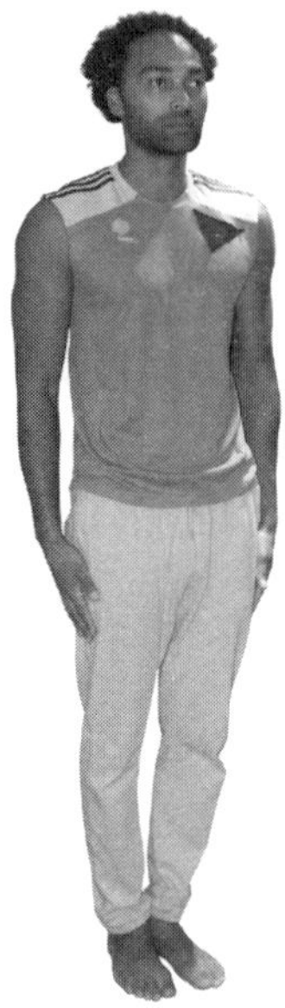

[1]

Deine Füße sind nun allerdings eng zusammen und Deine Arme am Körper, wie Du auf dem ersten Foto gut erkennen kannst. Deine Handflächen zeigen zu den Oberschenkeln und liegen dort an.
Nun geht es los! Beuge Deine Knie ein wenig und springe locker vom Boden ab. Lande mit etwas weiter als schulterbreit gespreizten Beinen auf den Fußballen, also in einer kleinen Grätsche. Bewege während des Springens Deine ausgestreckten Arme schnell und synchron in einem seitlichen Bogen über den Kopf. Deine Handflächen können am Ende der Bewegung zueinander zeigen, müssen sie aber nicht. Deine Hände können sich auch über dem Kopf berühren, aber das müssen sie ebenfalls nicht unbedingt. Führe die Übung so aus, wie sie sich für Dich am besten anfühlt. Halte währenddessen die Bauchmuskeln auf Spannung.

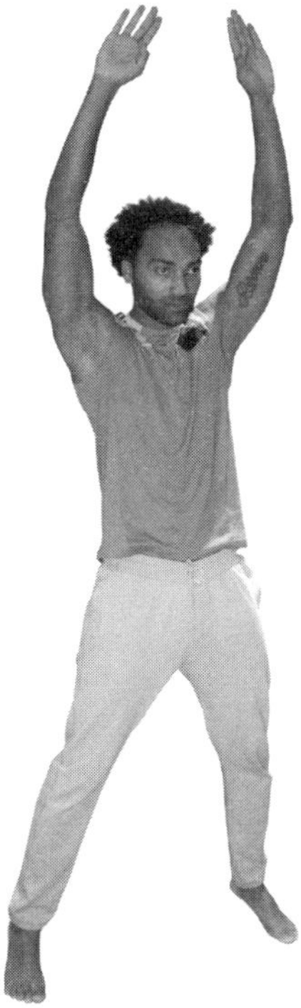

[2]

Sobald Du erstmals gelandet bist, springst und schwingst Du aus Deinen Füßen und Zehen möglichst federnd sofort wieder zurück in die Ausgangsposition mit geschlossenen Beinen und herabhängenden Armen. Gestalte diese Bewegung möglichst dynamisch, Dein ganzer Körper sollte dabei immer moderat auf Spannung sein.
Das ist der Hampelmann — nach der Landung in der Ausgangsposition springst Du jetzt wieder in die kleine Grätsche und zurück und genau diese Sprünge führst Du mehrmals hintereinander ohne Pause aus. Bleibe dabei auf der Stelle und vergesse das Atmen nicht.

Anzahl der Wiederholungen: 30 Sekunden.

*2. Hampelmann nach vorne*

Der Hampelmann funktioniert natürlich auch nach vorne ganz wunderbar. Arme und Beine werden in dieser Variante nicht mehr seitlich bewegt, sondern nach vorne und hinten.
In der Ausgangsposition, die Du auf dem ersten Foto siehst, hast Du eine relativ weite Schrittstellung mit dem rechten Bein vorne und dem linken Bein hinten. Den linken Fuß stellst Du auf die Fußballen. Außerdem wird der linke Arm nach vorne ausgestreckt angehoben und senkrecht nach oben gestreckt, während der rechte neben Deinem Körper hängenbleibt. Wichtig ist, das Überkreuzprinzip der Übung zu verstehen: Wenn der rechte Arm oben ist, ist das linke Bein vorne und umgekehrt. Wir arbeiten immer diagonal!

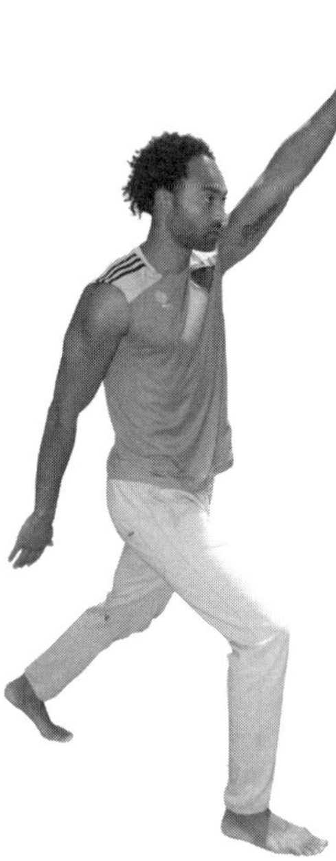

[1]

Nun geht es in die andere Richtung. Mit moderat angespanntem Oberkörper springst Du in die Luft und wechselst dabei die Beinstellung — das linke Bein geht jetzt nach vorne, das rechte nach hinten. Simultan wird der linke Arm nach unten und der rechte Arm nach oben geschwungen. Beide Arme bleiben dabei stets gestreckt. Das Ende dieser Bewegung siehst Du auf dem zweiten Foto. Bismark hat darauf den rechten Arm gerade nach oben gestreckt, sein linkes Knie steht vorne. Und danach geht es wieder von vorne los — ab in die Ausgangsposition auf der ersten Abbildung!

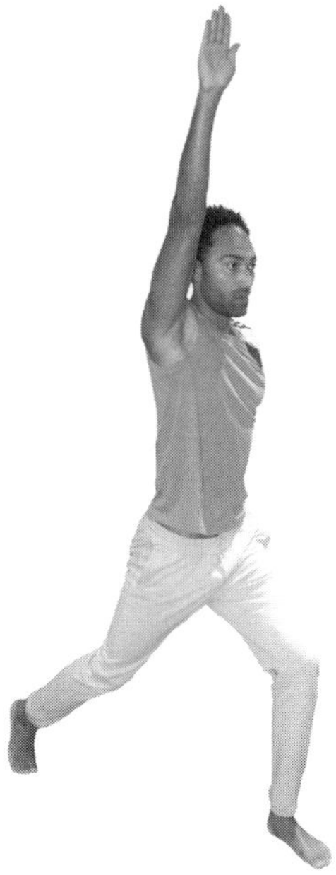

[2]

Das ist der Hampelmann nach vorne, gestalte ihn möglichst flüssig und dynamisch und er wird Deinen Körper angemessen auf Touren bringen. Bleibe auch beim Hampelmann nach vorne wie beim Hampelmann immer auf einer Stelle!

Anzahl der Wiederholungen: 30 Sekunden.

### *3. Hampelmann mit Rotation*

Jetzt die dritte Variante des Hampelmanns – der Hampelmann mit Rotation. Das ist ein Hampelmann mit einem eingedrehten Sprung zur Seite.
Die Ausgangsposition ist dieselbe wie beim Hampelmann, die Füße eng zusammen und die Arme am Körper anliegend. Dann springst Du wie beim Hampelmann in eine leichte Grätsche und mit hochgerissenen Armen, nur eben zusätzlich mit gleichzeitiger Drehung um circa 90°.

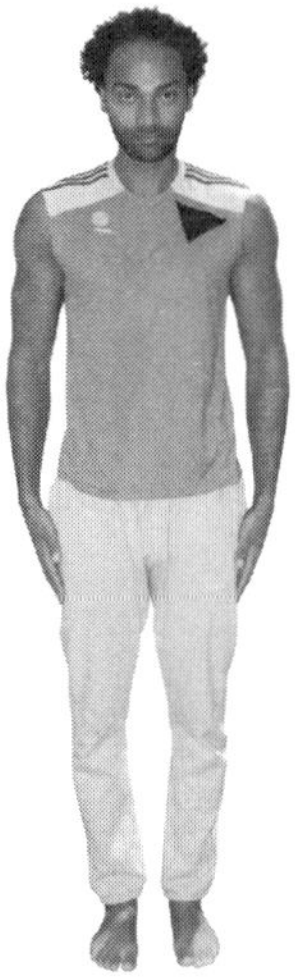

[1]

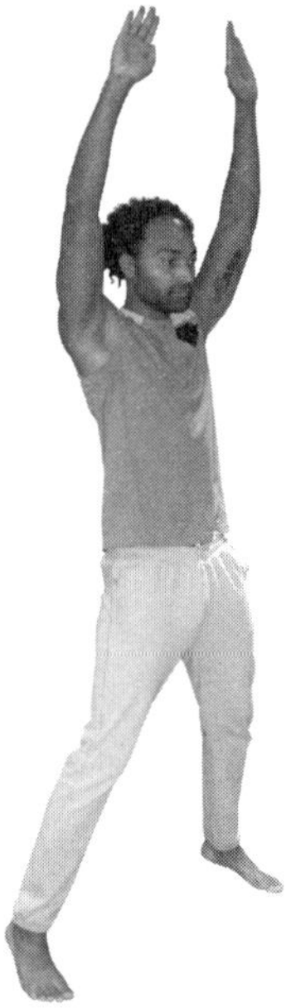

[2]

Nun wieder zurück in die mittige Ausgangsposition mit geschlossenen Beinen und Armen am Körper. Von dort geht es weiter in die eingesprungene Hampelmannposition, nur eben in die andere Richtung wie vorher, denn natürlich findet der Hampelmann mit Rotation immer abwechselnd mal in die eine und dann in die andere Richtung statt.

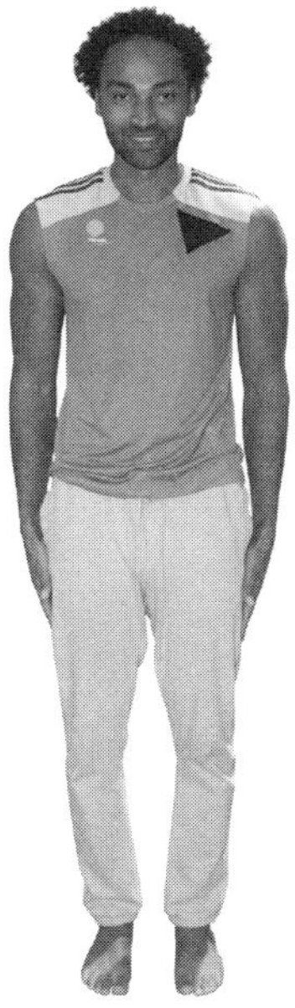

[3]

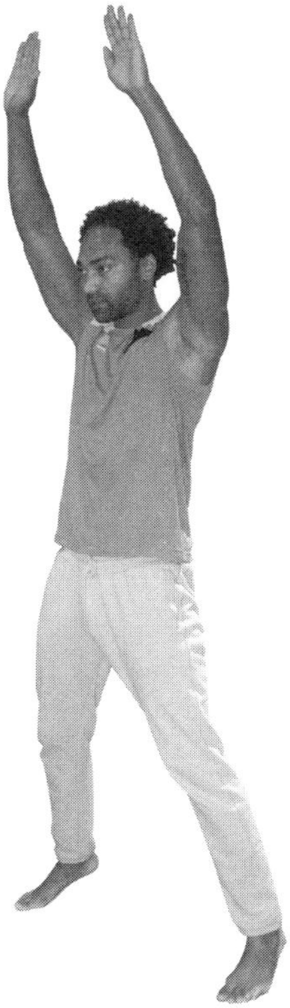

[4]

Achte immer auf ausreichend Spannung in den Bauchmuskeln!

Anzahl der Wiederholungen: 30 Sekunden.

*4. Hip Twists*

Nimm die Hände hoch und winkle die Arme an, so wie Bismark auf dem 1. Foto. Dein Oberkörper bleibt bei dieser Übung relativ starr und möglichst genau so, wie er jetzt ist. Auch Deine Arme sollten sich eher wenig bewegen, höchstens ein paar ausgleichende Bewegungen, um die Balance halten zu können. Der Hauptteil der Bewegung findet in Deiner unteren Körperhälfte statt, die Hüfte dreht sich hin und her.

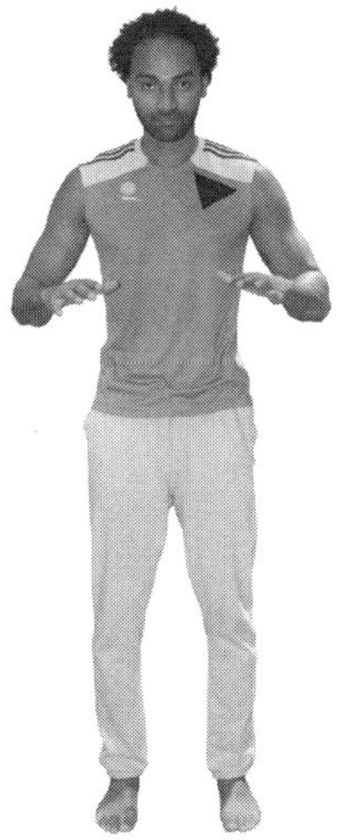

[1]

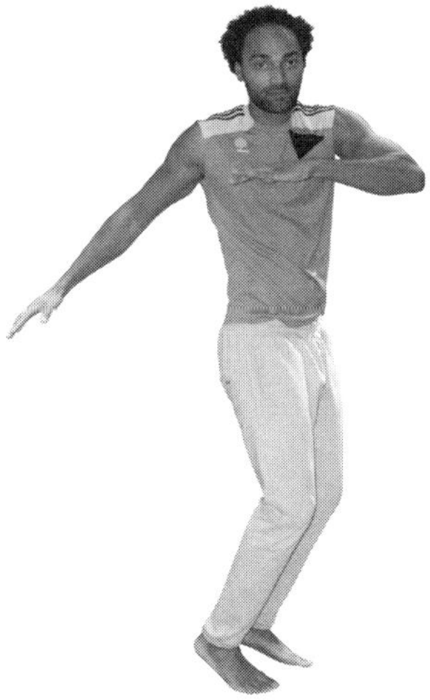

[2]

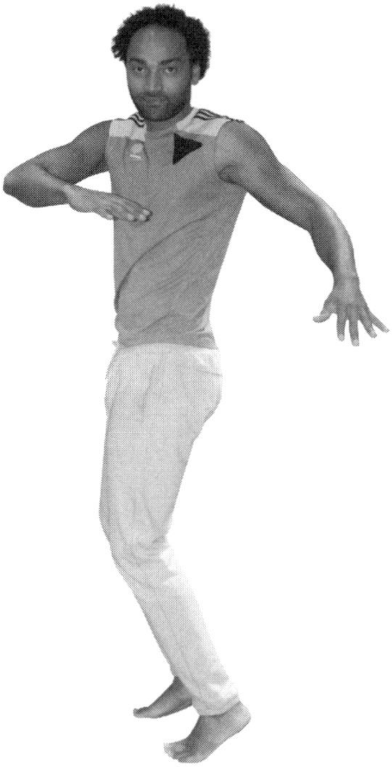

[3]

Bei den Hip Twists springst Du auf der Stelle und drehst bei jedem Sprung die Fußspitzen in die andere Richtung — links, rechts, links, rechts, immer abwechselnd. Abbildung 2 und 3 zeigen jeweils die Endpositionen der Übung in dem Moment, als Bismark landet. Danach wird sofort wieder in die andere Richtung gesprungen und gedreht — in einer möglichst eleganten und flüssigen Bewegung!

Anzahl der Wiederholungen: 30 Sekunden.

### *5. Knieanziehen*

Knieanziehen kennt man auch unter dem Namen Skippings oder Knieanheben. Diese kleinen schnellen Schritte auf der Stelle mit den hochgezogenen Knien kennst Du sicher bereits aus dem Fernsehen, Profifußballer wärmen sich nämlich gerne vor dem Spiel damit auf. Sie verbessern die Hüftarbeit, Schnelligkeit und Ausdauer. Auch die Arme werden dabei einbezogen.

Ausgehend von einer aufrechten Ausgangsposition mit herunterhängenden Armen ziehst Du dynamisch das linke Knie nach oben, reißt gleichzeitig den rechten Arm hoch und winkelst ihn rechtwinklig an. Wir arbeiten also diagonal: Das linke Bein und der rechte Arm gehen nach oben. Das rechte Bein und der linke Arm bleiben hingegen gestreckt und mehr oder weniger dort, wo sie sind. Das Ende der ersten Hälfte der Übung siehst Du auf dem 1. Foto.

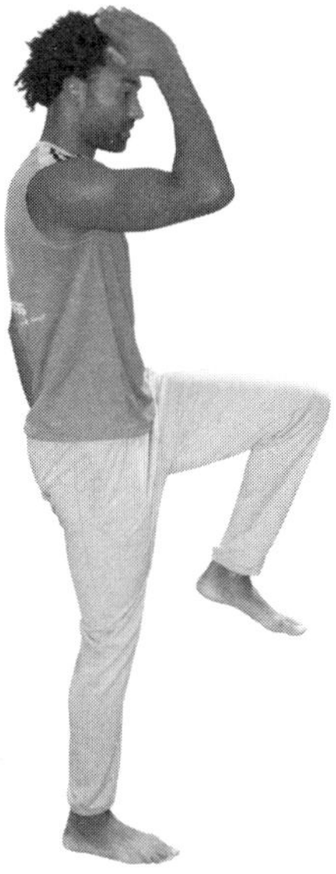

[1]

In einer flüssigen Bewegung und mit einem minimalen Sprung wechselst Du nun das Standbein, also vom rechten auf das linke Bein. Dafür ziehst Du das rechte Knie nach oben Richtung Kinn. Simultan wird der linke Arm nach oben geschwungen und angewinkelt, der rechte wird an den Körper angelegt. Die Endposition zeigt Dir die zweite Abbildung.

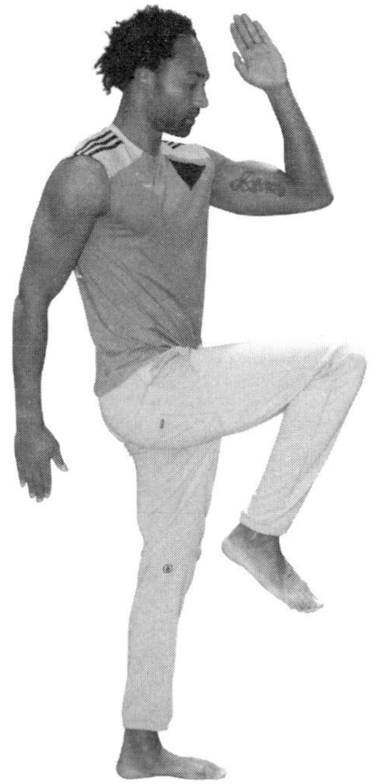

[2]

Führe diese Übungsteile hintereinander und so schnell aus wie Du kannst, aber achte darauf, nicht das Gleichgewicht zu verlieren. Highspeed ist hier wirklich erwünscht, aber denke immer daran: Safety first! Und bleibe immer auf einer Stelle!

Anzahl der Wiederholungen: 30 Sekunden.

### *6. Shaolin Punches*

Shaolin Punches wärmen vor allem Deine Arm, Schulter- und Brustmuskulatur auf. Auch diese Übung sollte sehr dynamisch ausgeführt werden, gib dabei also richtig Gas!
Dein Stand sollte schulterbreit sein. Winkel die Beine ganz leicht an, schiebe das Becken etwas nach vorne und halte die Bauchmuskeln auf Spannung. Hebe die Arme, balle die Fäuste, hole zur Seite aus und beginne mit seitlichem Schattenboxen vor der Brust – denn nichts anderes sind Shaolin Punches. Beim ersten Schlag ist die linke Faust oben und die rechte direkt drunter, beim zweiten Schlag umgekehrt. Die Endpositionen der beiden Schläge macht Dir Bismark auf den Fotos vor. Boxe so schnell Du kannst! Mit der Zeit wirst Du erleben, dass Du bei dieser Übung immer flotter wirst. Halte Dein Körpergewicht dabei auf den Fersen und spanne Deinen Bauch konstant an.

[1]
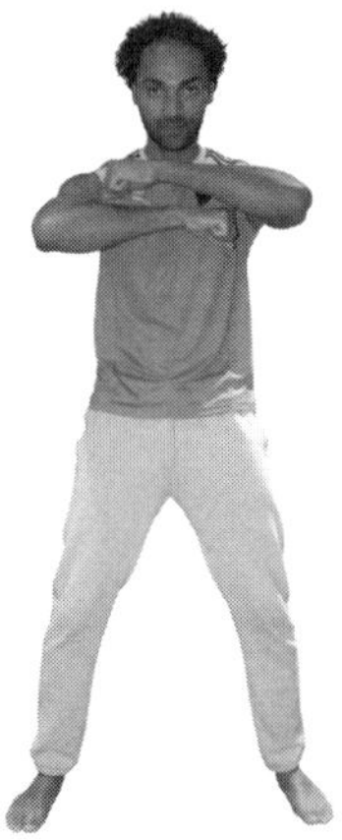

[2]
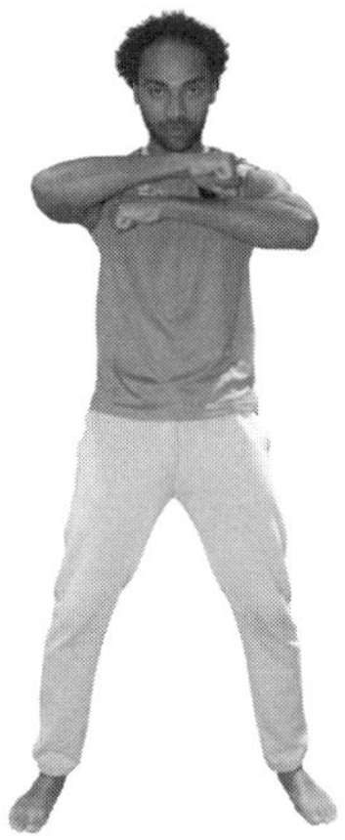

Anzahl der Wiederholungen: 30 Sekunden.

## II. MOBILIZER

Bevor es dann mit dem eigentlichen Trainingsprogramm losgeht, sind die so genannten Mobilizer an der Reihe. Sie sind dazu da, dass sich Dein Körper gut in das nachfolgende Sportprogramm einfinden kann. Bewegungsabläufe und Beweglichkeit werden durch diese Mobilizer auf das Training vorbereitet. Sie folgen auf das Warm-up. Du solltest Dich immer an diese Reihenfolge halten.
Die im Beginner-Programm zu absolvierenden Mobilizer sind die folgenden:
1. Scapular Mobilizer
2. Transversal Uppercut
3. Kniebeuge mit Diagonal Reach

Diese 3 Mobilizer absolvierst Du dreimal hintereinander in der vorgegebenen Reihenfolge, also Mobilizer 1 bis 3 jeweils dreimal. Manche der Namen mögen sich kompliziert anhören, aber wenn Du die entsprechenden Bewegungsabläufe auf den Fotos siehst und dazu die Erklärungen aufmerksam liest, werden sich alle Fragen wie von selbst klären.
Es gilt: 3 Mobilizer, 3 Runden und pro Runde 30 Sekunden. So ähnlich wie im Zirkeltraining in der Schule, falls Du Dich daran erinnern kannst – also eigentlich ganz einfach, oder? Versuche, die Pausen zwischen den Runden möglichst kurz zu halten, aber nimm sie Dir, wenn Du sie brauchst. Entwickle ein Gefühl für Dich und Deinen Körper und die Pausen, die Du Dir nehmen musst. Hier die Mobilizer im Detail, wir beginnen mit dem Scapular Mobilizer.

*1. Scapular Mobilizer*

Der Scapular Mobilizer dient dazu, Deine Schultern, Deinen ganzen Körper und vor allem Deinen Oberkörper zu strecken und zu dehnen. Das Wort Scapular verweist darauf, dass diese Übung viel mit der Schulter zu tun hat.

Gehe leicht in die Knie und beuge Deinen Oberkörper nach vorne, als würdest Du eine La-Ola-Welle starten wollen. Die Arme werden gerade nach hinten ausgestreckt, die Handflächen zeigen zueinander.

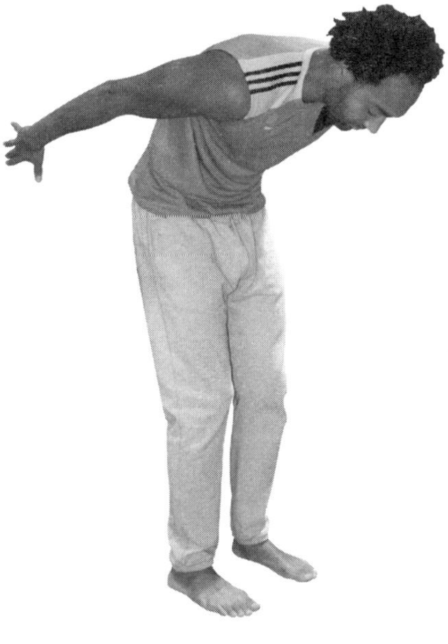

[1]

Nun werden die Arme mit viel Schwung nach oben geschleudert, Dein Oberkörper richtet sich dabei so weit auf wie Du nur kannst. Nutze den ganzen Bewegungsradius, der Dir möglich ist. Die ganze Übung sollte möglichst dynamisch und flüssig ausgeführt werden. Deine Wirbelsäule wird dabei nach hinten durchgedehnt. Wenn es dabei im Brust- oder Rückenbereich hin und wieder mal etwas knacken sollte ist das harmlos und durchaus gewollt. Am letzten Punkt der Bewegung, die Du auf dem zweiten Foto siehst, geht es in die andere Richtung und Du schwingst Deine Arme wieder nach unten, bevor es erneut nach oben in die Dehnung geht.

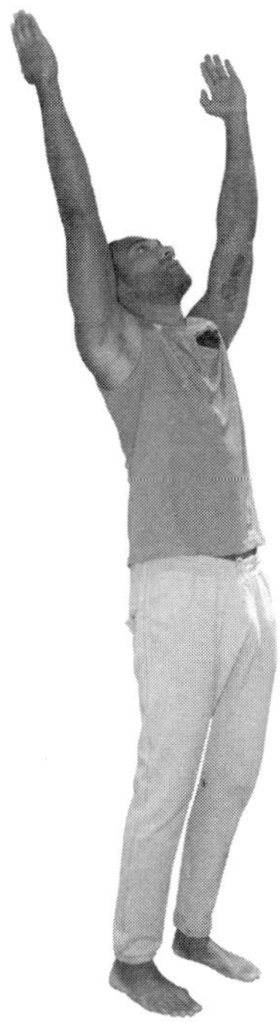

[2]

Anzahl der Wiederholungen: 3 Runden, pro Runde 30 Sekunden.

*2. Transversal Uppercut*

Der Transversal Uppercut besteht aus 2 Bewegungen: Eine Rotation im Oberkörper und ein Schlag. Der Schlag ist ein Aufwärtshaken, der von unten kommt.

Gehe in die Grundposition mit leicht gespreizten und leicht angewinkelten Beinen, leicht vorgeschobenem Becken und leicht angespannten Bauchmuskeln.

Jetzt geht es los! Hole mit dem rechten Arm nach rechts unten aus und drehe Deinen Oberkörper dabei ebenfalls nach rechts. Dein Blick sollte nach rechts hinten gehen, Dein Becken sollte aber immer gerade bleiben. Diese Stellung siehst Du auf Bild 1.

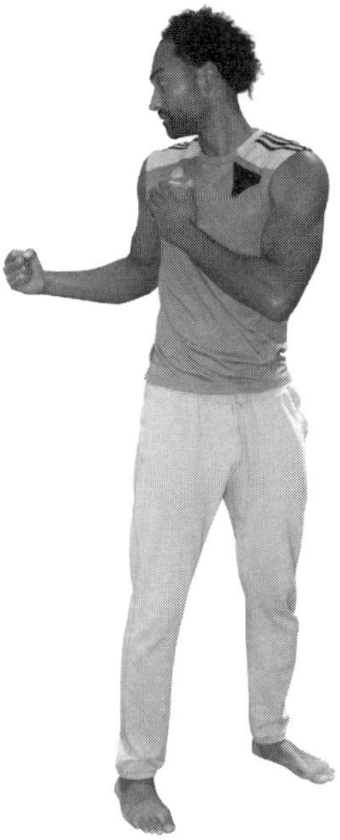

[1]

Nun schlägst Du zu. Dein Oberkörper schnellt nach links und der Schlag zielt nach links oben — schließlich praktizieren wir hier einen Uppercut, einen Aufwärtshaken. Nutze den vollen Bewegungsradius, bleibe dabei immer fest auf dem Boden stehen. Achte auf die Spannung in Deinen Bauchmuskeln und lass die Bewegung fließen. Die Endposition des Schlages siehst Du auf Abbildung 2.

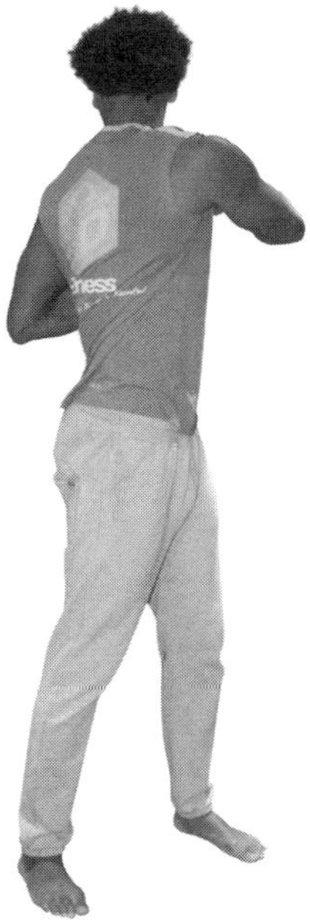

[2]

Nach 15 Sekunden Transversal Uppercut mit dem rechten Arm wechselst Du die Seite und führst weitere 15 Sekunden mit dem linken Arm durch. Damit wird die Bewegung einfach gespiegelt. Wie das aussieht, zeigen die Bilder 3 und 4.

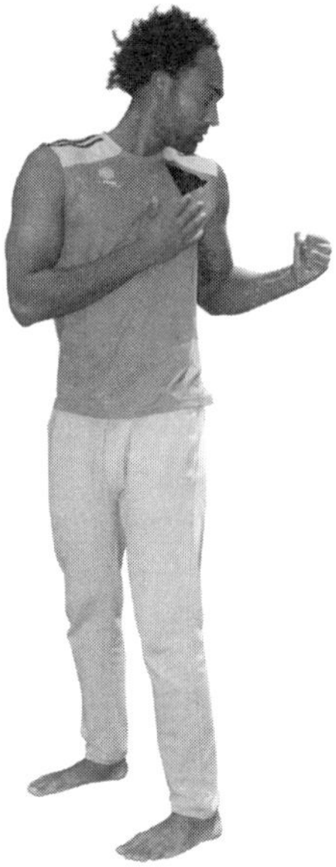

[3]

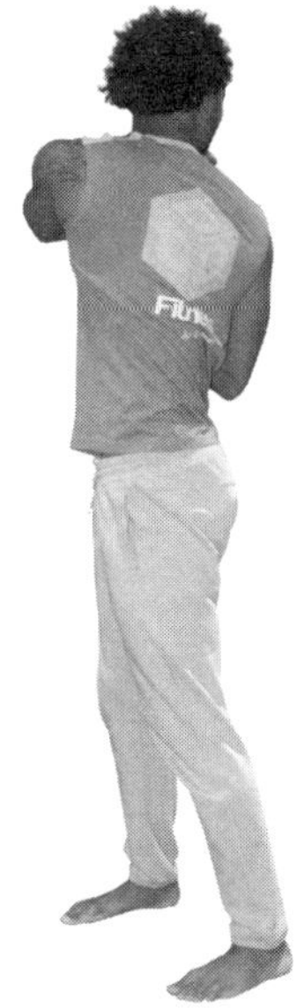

[4]

Anzahl der Wiederholungen: 3 Runden, pro Runde 30 Sekunden und jeweils 15 Sekunden in eine Richtung.

### *3. Kniebeuge mit Diagonal Reach*

Die Kniebeuge beansprucht eine Vielzahl von Muskeln, beispielweise die vordere Oberschenkelmuskulatur, Gesäßmuskulatur, Hüftmuskeln, Bauchmuskeln, den hinteren Oberschenkel, die Waden und die Muskeln des unteren Rückens, besonders die Rückenstrecker.
Wenn Du diese Übung regelmäßig ausführst, wirst Du schneller sprinten und höher springen können. Doch nicht nur das: Auch Dein Balancegefühl wird sich verbessern. Außerdem bauen alle Arten von Kniebeugen sehr viel Muskelmasse auf und helfen beim Fettabbau. Und für Frauen sind Kniebeugen die ideale Bauch-Beine Po-Übung! Die Variante, die wir Dir an dieser Stelle vorstellen wollen, sind Kniebeugen mit Diagonal Reach, also Kniebeugen mit diagonalem Ausstrecken von jeweils einem Arm — immer abwechselnd links und rechts.
Die Standweite sollte dabei mindestens schulterbreit oder etwas breiter sein. Deine Füße sollten ungefähr im 30° Winkel nach außen zeigen, wie Du auf dem ersten Bild sehen kannst. Gehe nun in die Knie, als würdest Du Dich auf einen Stuhl setzen wollen. Dabei streckst Du den rechten Arm nach vorne und verschränkst den linken vor der Brust. Auf dem zweiten Bild siehst Du das Ende der Kniebeuge mit einem nach vorne gestreckten rechten und einem vor der Brust verschränkten linken Arm.

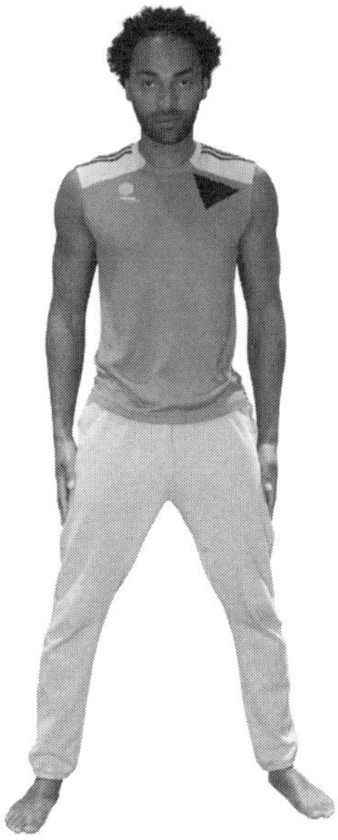

[1]

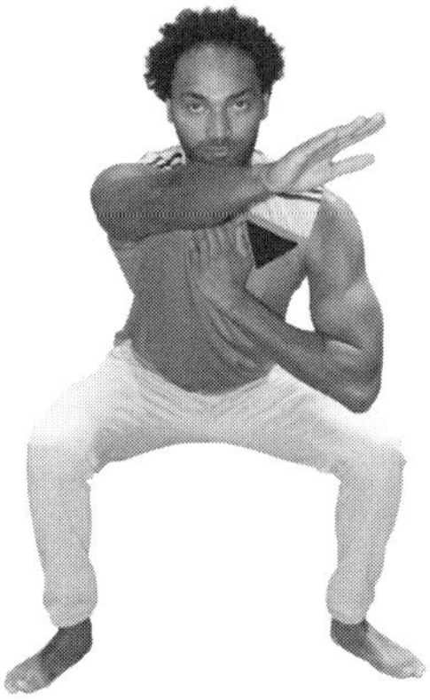

[2]

Nun geht es wieder nach oben in die Ausgangsposition und es folgt die zweite Kniebeuge. Dieses Mal wird der linke Arm nach vorne gestreckt und der rechte verschränkt.

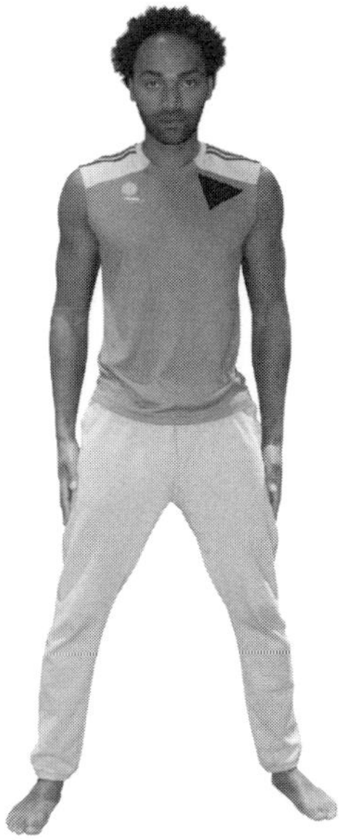

[3]

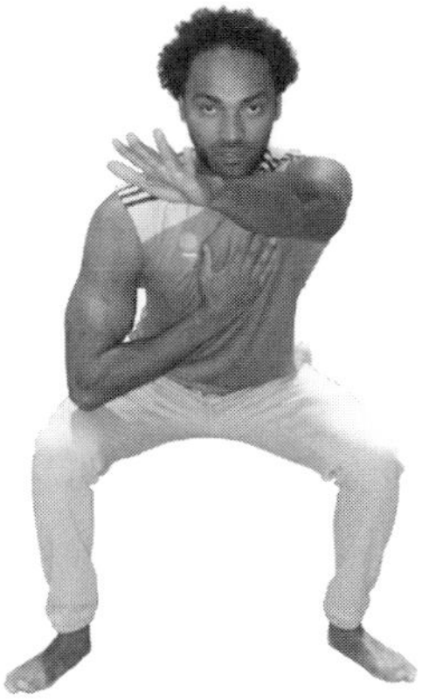

[4]

Auf den folgenden Bildern siehst Du die Übung von der Seite. Dein Rücken sollte bei minimalem Hohlkreuz immer gerade sein – allerdings ist der menschliche Rücken an sich nicht wirklich gerade. Er weist eine ganz natürliche Krümmung auf, die sogenannte S-Form der Wirbelsäule. Während der Übung sollte diese natürlich-gerade Haltung jedenfalls beibehalten werden und sich nicht ändern. Wie Du bei Bismark sehen kannst, darfst Du Deinen Po auch ein wenig rausstrecken.

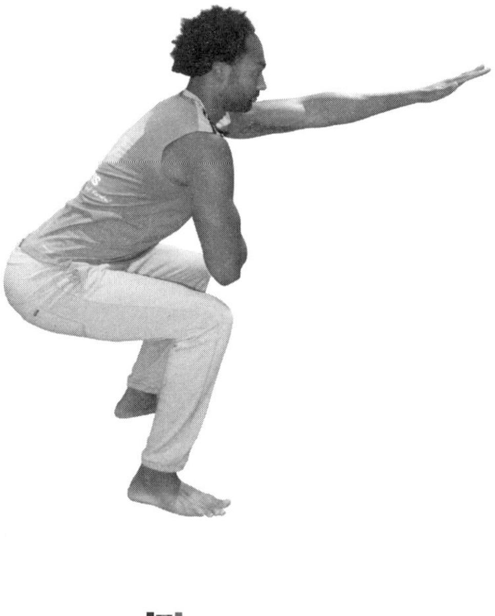

[5]

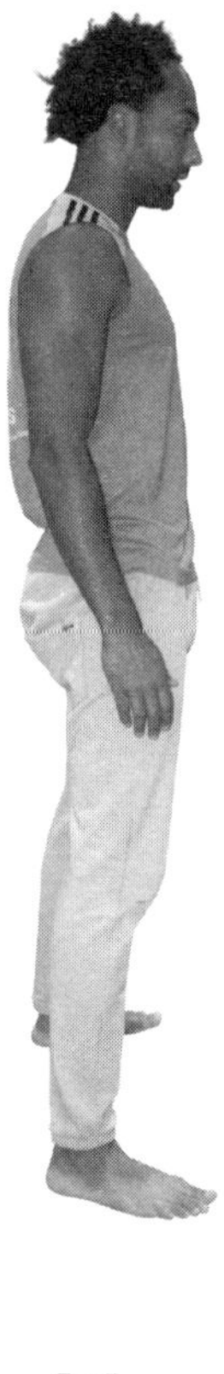

[6]

Du solltest generell immer straight nach vorne schauen, um so für eine gerade Körper- und vor allem auch Kopfhaltung zu sorgen. Die Abwärtsbewegung wird mit Hüfte und Becken eingeleitet. Die Hüfte sollte sich dabei gleichzeitig nach hinten und unten schieben, während Deine Knie nicht über die Fußspitzen hinausgehen sollten. Achte darauf, dass Deine Knie nach außen und nicht nach innen wandern!
Bei der Aufwärtsbewegung solltest Du darauf achten, nicht mit den Zehenspitzen, sondern mit den Fersen gegen den Boden zu drücken. Genau so wirst Du eine gute Balance bei dieser Übung erreichen. Du solltest nie Gefahr laufen, nach vorne oder hinten zu kippen. Während der kompletten Übung solltest Du darauf achten, Deinen Körper unter Spannung zu halten — vor allem Gesäßmuskeln und Bauch. Durch diese Spannung wird Deine Wirbelsäule stabilisiert, die richtige Körperhaltung entsteht auf diese Weise quasi automatisch.
Zu Deiner Atmung: Beim Absenken ganz ruhig einatmen und nach der Überwindung des tiefsten Punktes in der Aufwärtsbewegung, die der anstrengendere Teil der Übung ist, langsam ausatmen. Du hast ja bereits gelernt, dass man bei der Anstrengung immer ausatmen soll, nicht wahr? Der tiefste Punkt der Kniebeuge ist erreicht, wenn die Oberschenkel sich ungefähr im rechten Winkel zu den Unterschenkeln befinden. Der genaue Punkt ist allerdings individuell verschieden und hängt unter anderem auch von Standweite und Körperbau ab. Wenn es sich gut anfühlt, darfst Du auch gerne etwas tiefer gehen.

Anzahl der Wiederholungen: 3 Runden, pro Runde 30 Sekunden.

## III. WORKOUT

Bevor es gleich richtig los geht nun einige generelle Dinge: Bei allen Trainingsprogrammen von Beginner bis Pro geht es darum, die vorgegebenen Übungen nacheinander ohne größere Pausen zwischen den Übungen durchzuführen. Insgesamt sollen wie bei den Mobilizern 3 Runden des ganzen Zirkels absolviert werden. Die vorgegebenen Wiederholungszahlen beziehungsweise die vorgegebene Übungsdauer sind dabei einzuhalten. Wenn aber beispielsweise von den eigentlich empfohlenen Wiederholungen nur die Hälfte geschafft werden, sollten die restlichen nach einer kurzen Pause nachgeholt werden. Nimm Dir Trainingspausen, wenn Du sie wirklich brauchen solltest. Das Training sollte aber stets mit möglichst wenig und möglichst kurzen Pausen durchgeführt werden, um die Intensität hochzuhalten. Am besten wäre es, auf Pausen weitgehend verzichten zu können — irgendwann sollte genau das Dein Ziel sein. Aber wie gesagt: Wenn Du merkst, dass Dein Körper überfordert ist und beispielsweise Dein Kreislauf absackt, heißt das unbedingt pausieren! Riskiere nie Deine Gesundheit!

So, genug geredet. Bist Du bereit für Dein Training? Nun folgt das eigentliche Beginner-Workout mit den folgenden Übungen:

1. Kniebeugen
2. Liegestütze mit Knieanziehen
3. Scheibenwischer
4. Sprinterübung
5. Jumping Pull-ups

### *1. Kniebeugen*

Kniebeugen gehören nicht umsonst zu den absoluten Klassikern, was Fitnessübungen angeht. Auch deshalb haben wir sie sogar mehrfach im Programm. Die Variante mit Diagonal Reach hast Du bereits bei den Beginner-Mobilizern kennengelernt. Wenn Du nicht mehr genau weißt, wie diese funktioniert, darfst Du gerne noch einmal zurückblättern. Um inhaltliche Doppelungen in diesem Buch zu vermeiden, werden wir nämlich nicht alle Aspekte der Kniebeuge an dieser Stelle wiederholen. Schließlich sind die Kniebeuge mit Diagonal Reach und die Standard-Kniebeuge vom grundsätzlichen Aufbau her ausgesprochen ähnlich, was Du Dir sicher schon gedacht hast. Prinzipiell unterscheidet sich tatsächlich nur die Bewegung der Arme.

In der Startposition stehen die Füße also wieder genau wie vorher: Die Standweite sollte mindestens schulterbreit oder sogar etwas breiter sein, damit Du so weit wie möglich nach unten kommst. Deine Füße können ungefähr im 30° Winkel nach außen zeigen, wie Du auf dem ersten Bild sehen kannst. Auf dem zweiten Bild siehst Du die Endposition der Bewegung mit nach vorne ausgestreckten Armen.

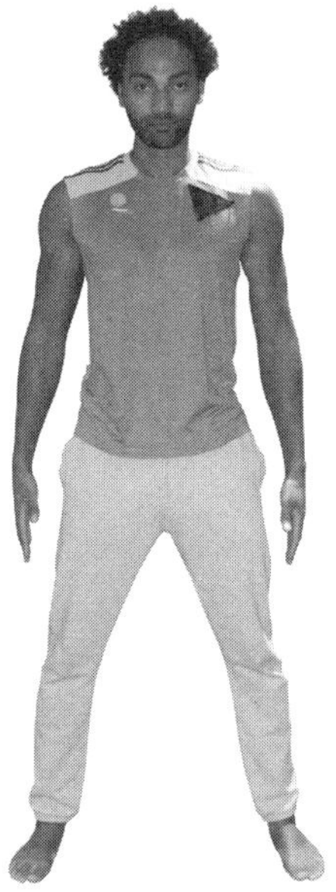

[1]

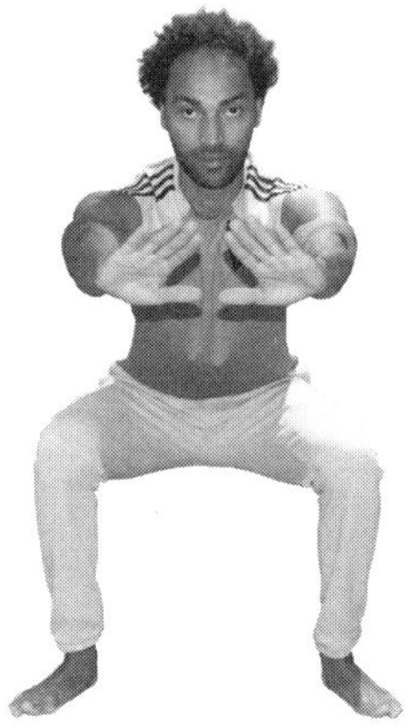

[2]

Um die Kniebeuge noch deutlicher zu machen, zeigen wir Dir auf den nächsten Bildern auch die Seitenansicht. Die Arme werden während des Absenkens des Körpers nach vorne gestreckt und beim Anheben wieder gerade an den Körper angelegt. Die Bewegung ist dann vollendet, wenn Du wieder in der Pole Position stehst, Dein Becken also wieder aufgerichtet ist.

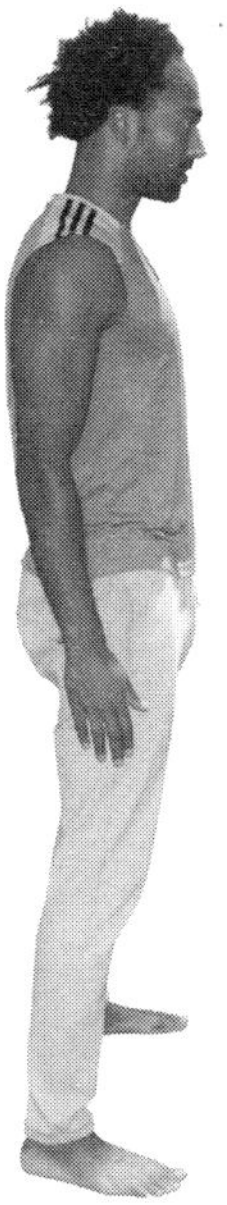

[3]

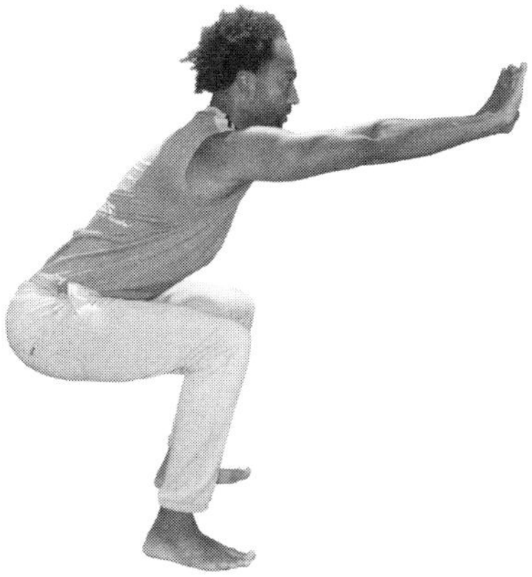

[4]

Achte darauf, dass Du Dein Körpergewicht immer auf den Fersen hältst und die Knie beugst, bis das Gesäß unterhalb der Knie ist. Die Knie sollten sich nicht nach vorne schieben, das könnte nämlich zu Knieschmerzen führen.
Nutze anschließend ausschließlich die Kraft Deiner Beine, um Deinen Körper wieder in den Stand zu drücken und zur Ausgangsposition zurückzukehren. Die Fersen bleiben dabei immer am Boden. Halte die Bauchmuskeln bei der gesamten Übung angespannt.

Anzahl der Wiederholungen: 3 Runden, jeweils 15 Wiederholungen.

*2. Liegestütze mit Knieanziehen*

Die Startposition dieser Übung ist dieselbe wie beim herkömmlichen Liegestütz, die Du bereits aus dem 2. Kapitel zum Kraftleveltest kennst: Bauchlage, Körper gestreckt und auf Spannung, die Fußspitzen fest auf dem Boden aufgestellt. Deine Hände sollten sich höchstens etwas mehr als schulterbreit voneinander entfernt auf Höhe der Brust am Boden befinden. Die Finger zeigen nach vorne, die Daumen nach innen. Strecke nicht das Hinterteil heraus, vermeide den sogenannten Entenarsch und presse die Pobacken zusammen, ohne zu verkrampfen. Also alles wie gehabt, nicht wahr?

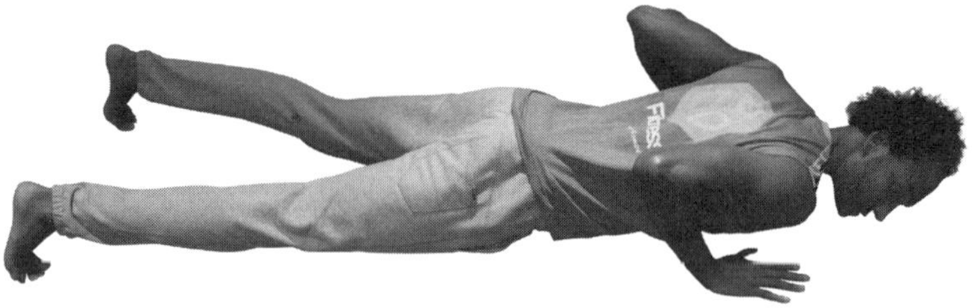

[1]

Wenn Dein Oberkörper sich wie beim normalen Liegestütz vom Boden abhebt, ziehst Du ein Knie so weit wie möglich nach vorne, ohne dass es den Boden berührt. Die Bewegung sollte nicht ruckartig, sondern gleichmäßig ausgeführt werden. Da das Anheben der anstrengendere Teil der Übung ist, solltest Du dabei ausatmen. Das Gewicht bleibt gleichmäßig auf Zehenspitze und Hände verteilt. Die Endposition der Übung siehst Du auf der 2. Abbildung.

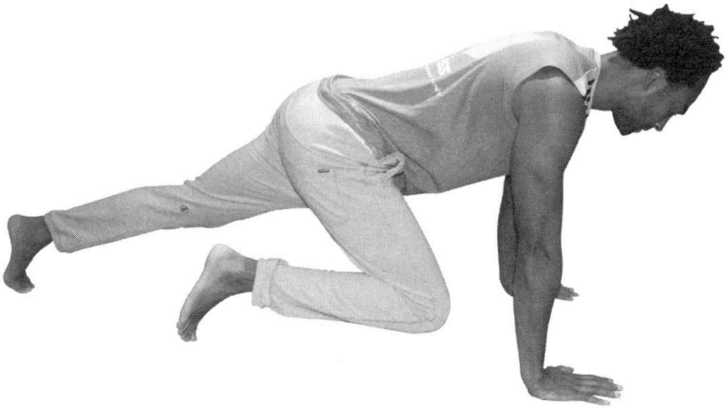

[2]

Nun ziehst Du das Knie wieder zurück, dann werden beide Arme gleichzeitig gebeugt und der Oberkörper auf diese Weise abgesenkt, bis die Nasenspitze beinahe den Boden berührt. Atme dabei ein. Je tiefer Du Deinen Körper zu Boden bringst, desto besser — aber bitte nicht dort ablegen.

Sobald die Nasenspitze die Erde fast berührt hat, geht es sofort wieder nach oben. Der Körper bleibt dabei stets gestreckt, der Blick immer auf den Boden gerichtet. Nun ziehst Du das andere Knie nach vorne, das vorher nicht nach vorne gezogen wurde. Immer abwechselnd wird ein Knie angezogen. Bitte nicht nach vorne schauen und nicht den Kopf anheben, daraus könnten muskuläre Probleme entstehen, beispielsweise im Nacken.

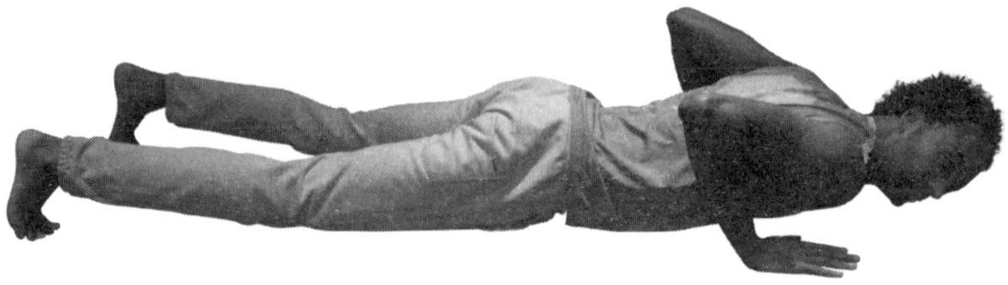

**[3]**

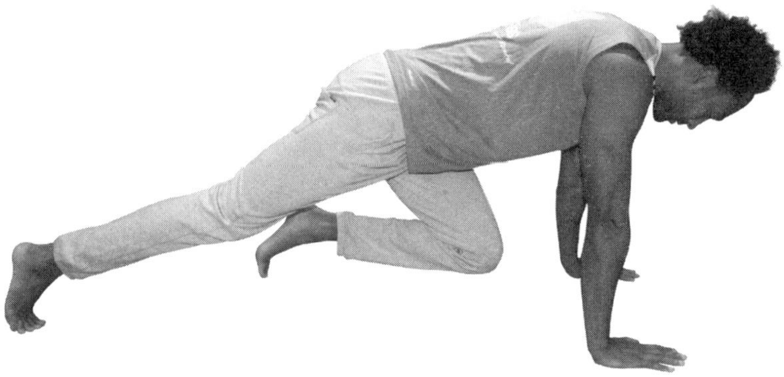

**[4]**

Anzahl der Wiederholungen: 3 Runden, jeweils 15 Wiederholungen.

### *3. Scheibenwischer*

Der Scheibenwischer ist eine extrem anstrengende Bauchmuskelübung. Er fordert und fördert die Kraft Deiner Körpermitte auf eine Weise, die Du vielleicht noch nicht kennst. Nimm diese Übung nicht auf die leichte Schulter und arbeite Dich langsam in den Bewegungsablauf hinein!

Lege Dich flach auf den Rücken und bilde ein T mit Deinem Körper. Auch Dein Hinterkopf soll auf dem Boden abgelegt werden. Die auf dem Boden ausgestreckten Arme und Hände sollen Dich stabilisieren. Nun hebe die Beine und winkle sie im rechten Winkel an, wie es Bismark auf Bild 1 tut. Das ist die Grundstellung dieser Übung. Halte Deinen unteren Rücken dabei auf dem Boden und vermeide unter allen Umständen ein Hohlkreuz! Spanne Deine Bauchmuskeln an, vor allem die seitlichen. Dein Blick richtet sich gerade zur Decke.

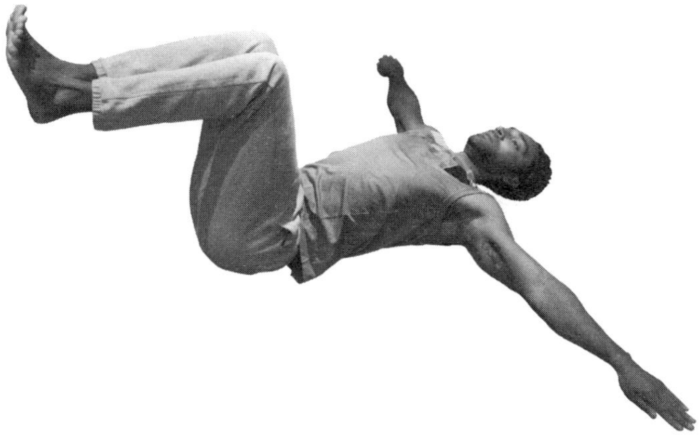

[1]

Jetzt werden die Knie zur Seite nach links gekippt, bis sie den Boden berühren. Wenn Du es nicht ganz schaffst, ist das nicht schlimm. Wenn Du es schaffst, solltest Du den vollen Bewegungsradius nutzen. Mit einer möglichst flüssigen und dynamischen Bewegung geht es nun nach rechts und dann abwechselnd immer weiter – immer hin und her.

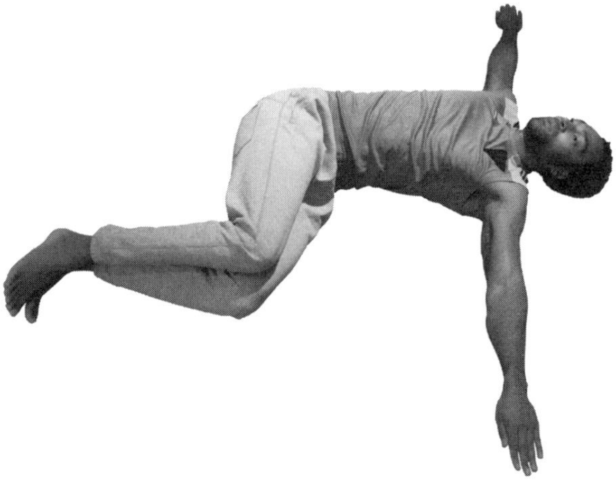

[2]

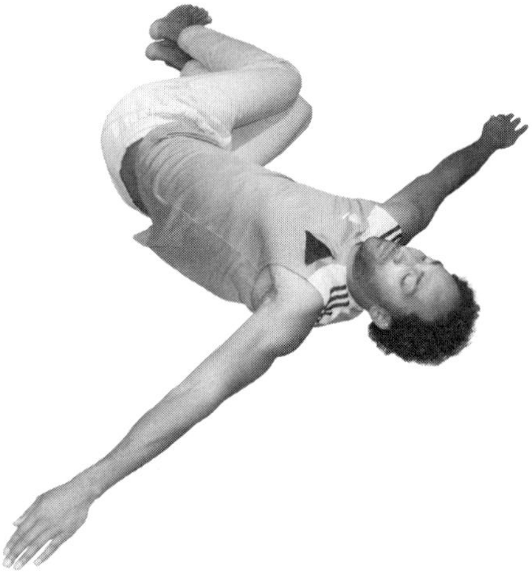

[3]

Wenn Du diese Art des Scheibenwischers locker beherrschst, darfst Du die Schwierigkeit der Übung erhöhen, indem Du sie mit gestreckten Beinen absolvierst. Dadurch wird sie sehr viel anspruchsvoller und mit Sicherheit eine neue Herausforderung für Dich.

Anzahl der Wiederholungen: 3 Runden, jeweils 15 Wiederholungen.

*4. Sprinterübung*

Die Sprinterübung ist ein sogenannter Cardio-Blast, der Dein Herz-Kreislauf-System extrem auf Touren bringen wird. Diese Übung ist perfekt, um Deine Kondition zu trainieren.
Nimm die Position ein, die Dir Bismark auf dem 1. Foto vormacht. Sie erinnert an einen Sprinter im Startblock. Hände und Schultern sollten wie bei einem Liegestütz auf einer Linie sein. Nimm das rechte Knie nach vorne, das linke Bein bleibt nach hinten durchgestreckt.

[1]

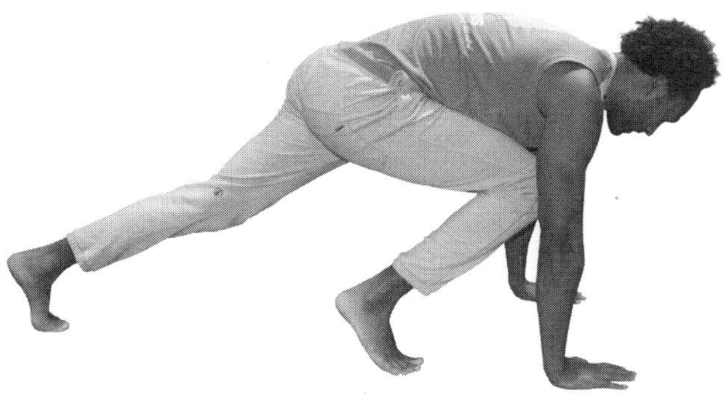

Jetzt geht es los: Wechsle explosiv zwischen rechtem und linkem Bein, das Du jeweils nach vorne reißt. Halte Deinen Oberkörper bei dieser Übung so flach und unbeweglich wie möglich.
Merke: Bei der Sprinterübung besteht 1 Wiederholung aus 2 Bewegungen! Linkes Bein vor und danach rechtes Bein vor sind insgesamt 1 Wiederholung!

**[2]**

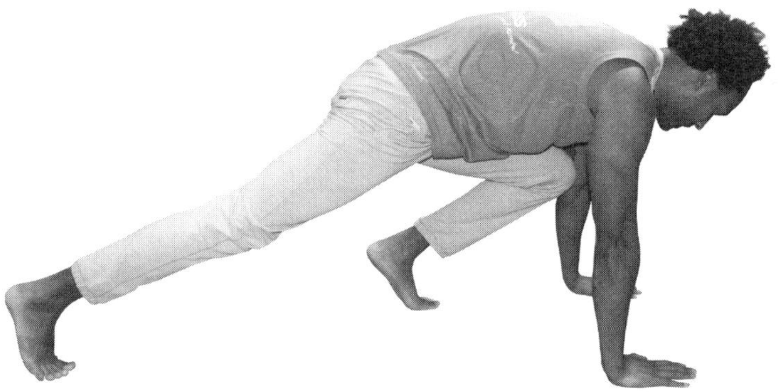

Anzahl der Wiederholungen: 3 Runden, jeweils 15 Wiederholungen (auf jeder Seite).

*5. Jumping Pull-ups*

Für diese Übung ist eine Klimmzugstange ideal, die in für Dich passender Höhe hängt, also über Deinem Kopf.
Eingesprungene Pull-ups sind dazu da, Deinen Körper auf echte Klimmzüge vorzubereiten. Echte Klimmzüge wären in Deinem Stadium wahrscheinlich noch zu schwer. Nach einigen Wochen Training mit Jumping Pull-ups wird sich das allerdings ändern, keine Sorge. Bald wirst Du auch ohne Sprung mit dem Kinn über die Klimmzugstange kommen.
Beim Klimmzug, der klassischen Rückenübung schlechthin, gibt es hauptsächlich 3 unterschiedliche Griffhaltungen, die Dir Bismark auf den folgenden 3 Bildern zeigt: breiter Griff, der auch breiter Obergriff genannt wird, der enge Griff und der enge Untergriff.

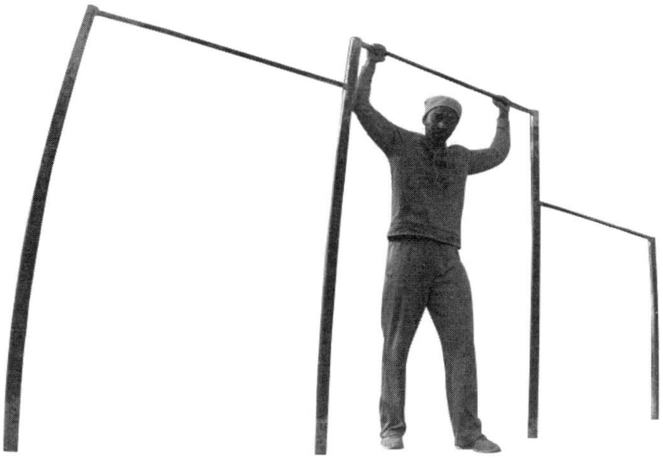

[1]

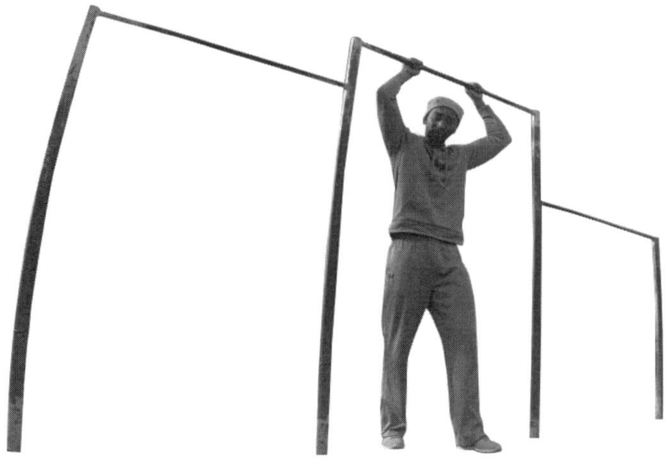

[2]

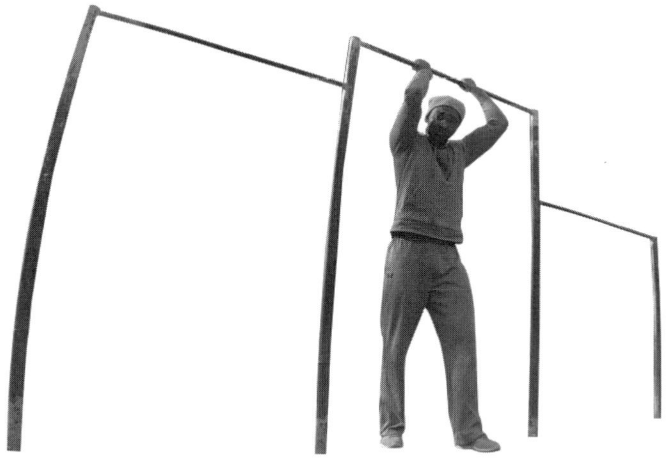

[3]

Der enge Untergriff auf Bild 3 beansprucht besonders stark den Bizeps. Bezüglich des engen und des breiten Griffs gibt es beispielsweise den Spruch „je weiter, desto breiter“, der durchaus seine Richtigkeit hat. Der breite Obergriff sorgt nämlich tatsächlich dafür, dass die Rückenmuskeln in die Breite wachsen und für die bei Männern so beliebte V-Form sorgen. Ein anderer Spruch zu diesem Thema lautet „je enger, desto länger“. Das bedeutet, dass der Latissimus, also der wichtigste Rückenmuskel, länger wird, weiter Richtung Hüfte reicht und dadurch ebenfalls für die gewünschte Form des Rückens sorgt. An dieser Stelle der Hinweis für alle Leserinnen: Natürlich ist diese Übung in jedem Fall auch der weiblichen Figur zuträglich!
Platziere Dich im Ausfallschritt oder in einer Kniebeuge unter der Stange. Bismark bevorzugt die etwas schwierigere Variante mit Ausfallschritt, wie Du auf den folgenden Fotos sehen kannst. Sie ist deshalb schwieriger, weil man im Ausfallschritt nur ein Bein hat, mit dem man sich abdrücken kann.
Kurze Information zur Stange: Je höher die Stange hängt, desto schwieriger ist die Übung. Je tiefer sie hängt, desto einfacher.
Auch wenn Du gerne abwechseln kannst, empfehlen wir Dir generell den breiten Griff, greife also etwas weiter als Deine Schultern sind. Ergreife die Stange, der Daumen bleibt auf der Seite der anderen 4 Finger. Lass Dich nun wirklich hängen. Drücke Dich dann mit den Füßen vom Boden ab und ziehe Dich gleichzeitig mit dem Schwung des Sprungs nach oben, bis Dein Kinn über die Stange ragt. Versuche am obersten Punkt Deine Schulterblätter zusammenzuziehen.

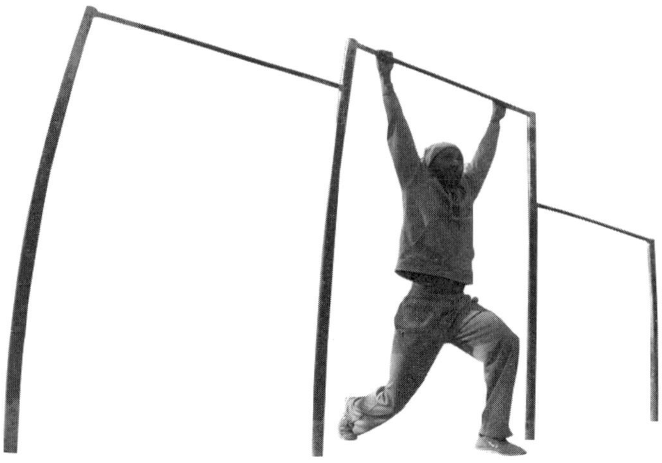

[4]

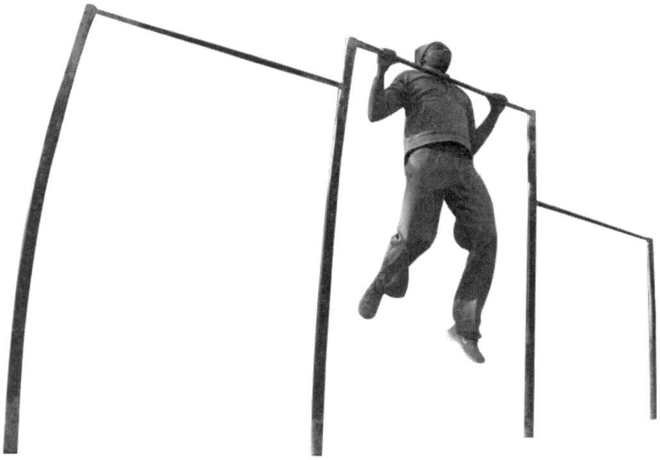

[5]

Nun senkst Du Deinen Körper möglichst langsam wieder ab. Je langsamer, desto besser, denn umso schwerer wird die Übung und umso mehr werden Deine Rückenmuskeln belastet. Strecke die

Arme aus bis Deine Füße wieder den Boden berühren. Gehe den vollen Weg der Bewegung nach unten. Und dann geht es mit einem Sprung wieder von vorne los ...

Anzahl der Wiederholungen: 3 Runden, jeweils 15 Wiederholungen.

Mit den Jumping Pull-ups ist es allerdings noch nicht vorbei. Nach dem anstrengenden Workout mit 3 Runden und stark erhöhtem Puls ist es ratsam, dass Du Dich langsam bei niedriger Intensität abwärmst — also sogenanntes Cool Down praktizierst. Hierfür eignen sich Aktivitäten wie lockeres Fahrradfahren, Schwimmen oder Joggen. Alternativ kannst Du wenigstens noch etwas gehen oder leichtes Stretching betreiben. Versuche dabei Deine Atmung zu kontrollieren und insgesamt Deinen Körper herunter zu fahren. Dies verkürzt die Regenerationsphase nach dem Training und soll verhindern, dass durch die übersäuerte Muskulatur nicht mehr ausreichend Sauerstoff zum Gehirn transportiert und Dir schwindelig wird. Merke Dir bitte: Abruptes Stoppen der körperlichen Betätigung, um danach sofort in bewegungslosen Ruhemodus zu verfallen, ist nicht gut für Dich.
Zwischen den Workouts sollte optimalerweise immer eine Pause von mindestens 48 Stunden liegen. Zwei- bis viermal die Woche zu trainieren ist optimal. Muskeln wachsen in der Erholungsphase, nicht während des Trainings. Nur Kraftsportler, die Steroide nehmen, kommen mit kurzen Pausen klar. Gönne Dir ausreichend Ruhe und achte vor allem auf Deinen Eiweißbedarf — ohne genug Eiweiß wächst nämlich gar nichts. Alle 2 bis 3 Stunden solltest Du deshalb Deinem Körper mindestens 30 g Protein gönnen.

## DAS BEGINNER-PROGRAMM NOCH EINMAL IN DER ÜBERSICHT

I. WARM-UP (jede Übung 30 Sekunden lang durchführen)

1. Hampelmann
2. Hampelmann nach vorne
3. Hampelmann mit Rotation
4. Hip Twist
5. Knieanziehen
6. Shaolin Punches

II. MOBILIZER (jede Übung dreimal 30 Sekunden lang im Zirkel durchführen)

1. Scapular Mobilizer
2. Transversal Uppercut
3. Kniebeuge mit Diagonal Reach

III. WORKOUT (jede Übung dreimal im Zirkel durchführen)

1. Kniebeugen (15 Wiederholungen pro Runde durchführen)
2. Liegestütze mit Knieanziehen (15 Wiederholungen pro Runde durchführen)
3. Scheibenwischer (15 Wiederholungen pro Runde durchführen)
4. Sprinterübung (15 Wiederholungen pro Seite und Runde durchführen)
5. Jumping Pull-ups (15 Wiederholungen pro Runde durchführen)

# RAUM FÜR NOTIZEN

# 6. ADVANCED

Herzlichen Glückwunsch — Du meisterst also das Beginner-Training nach mindestens einigen Wochen nun relativ mühelos und hast Dich deshalb entschlossen, das Advanced-Programm auszuprobieren. Stop! Falls dem noch nicht so ist, solltest Du erst das Beginner-Level perfektionieren, bevor Du Dich weiter nach oben orientierst. Genau genommen wäre es in diesem Fall sogar sinnvoller, wenn Du das 6. und 7. Kapitel erst einmal überspringst und Dir stattdessen gleich das 8. Kapitel zum Thema Ernährung vornimmst. Konzentriere Dich immer vollkommen auf Deine jetzige Entwicklungsstufe und optimiere Dein Essverhalten, bis Du das Programm wirklich beherrschst. Für Advanced- und Pro-Level hast Du noch Zeit, wenn Du das Beginner-Training richtig gut absolvieren kannst!

## I. WARM-UP

Wenn Du nun tatsächlich bereit für das Advanced-Level bist, geht es wie in der vorherigen Stufe mit dem Aufwärmen los. Das Warm-up besteht aus exakt denselben Übungen wie beim Beginner-Programm, also Hampelmann & Co. — das wird sich übrigens auch auf der Pro-Stufe nicht ändern, es gibt in dieser Hinsicht keinerlei Unterschiede. Wenn Du also jetzt damit loslegen willst und Dich nicht mehr genau daran erinnern kannst, solltest Du einfach kurz zurückblättern.

## *II. MOBILIZER*

Was sich im Vergleich zum Beginner-Programm ändert, sind die Mobilizer. Jede Stufe hat ihre eigenen speziellen Mobilizer. Schau sie Dir ganz genau an und führe sie gewissenhaft 3 Runden lang hintereinander durch. Sie sind für Dein Training von essentieller Bedeutung. Mobilizer sind dazu da, Deinen Körper, Deine Bewegungsabläufe und Deine Beweglichkeit auf das Workout vorzubereiten. Sie folgen immer auf das Warm-up, halte Dich stets an diese Reihenfolge!

Das sind die Mobilizer des Advanced-Programms:

1. Scapular Mobilizer plus Reverse Step
2. Lateral Step mit Kniebeuge und Diagonal Reach
3. Transversal Uppercut plus Drive In

Generell gilt wie im Beginner-Programm: 3 Mobilizer, 3 Runden, pro Runde 30 Sekunden. Hier nun die Advanced-Mobilizer im Detail ...

### *1. Scapular Mobilizer plus Reverse Step*

Erinnerst Du Dich an den Scapular Mobilizer aus dem vorherigen Kapitel? Dieser bildet die Grundlage für das, was jetzt kommt. Zusätzlich wird hier noch ein Schritt nach hinten ausgeführt — immer abwechselnd mit dem rechten und dann mit dem linken Bein, wie Du auf den Abbildungen sehen kannst.

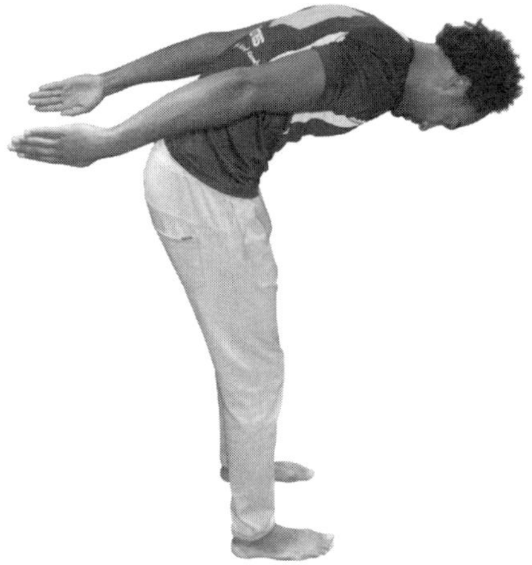

[1]

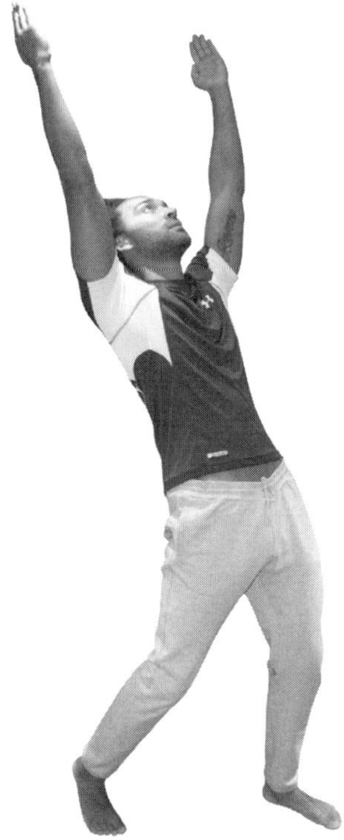

[2]

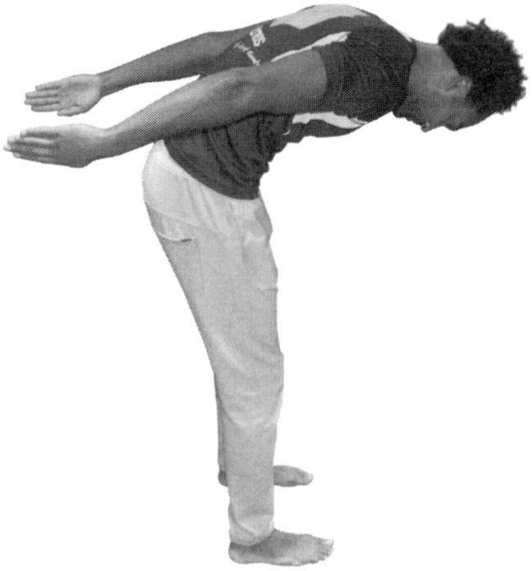

[3]

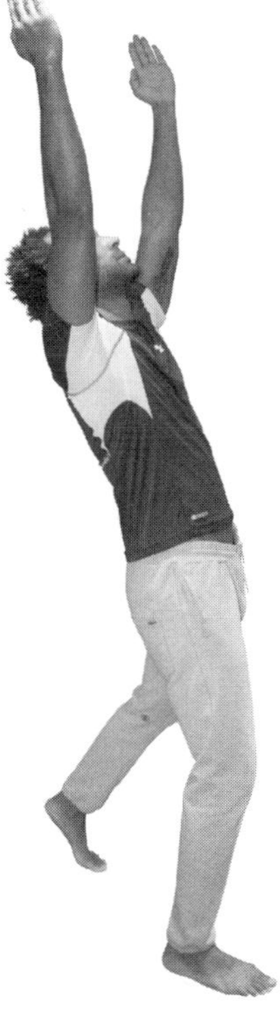

[4]

Die Füße sollten schulterbreit voneinander entfernt sein, der Oberkörper wird zum Schwungholen mit nach hinten gestreckten Armen vorgebeugt. Schwinge Deinen Oberkörper und Deine Arme dann wie bei der La-Ola-Welle nach oben und führe gleichzeitig einen Schritt nach hinten aus mit dem rechten Fuß. Du darfst bei diesem Schritt nach hinten ruhig richtig aufstampfen. Halte Deine Bauchmuskeln bei dieser Übung immer auf Spannung.
Dann wieder Schritt nach vorne, vorbeugen und Arme nach hinten strecken. Nun folgen der Schritt nach hinten mit dem linken Bein und die erneute La-Ola-Welle und alles geht von vorne los ...

Anzahl der Wiederholungen: 3 Runden, pro Runde 30 Sekunden.

*2. Lateral Step mit Kniebeuge und Diagonal Reach*

Bei dieser Übung machst Du einen Schritt zur Seite, dann eine Kniebeuge und gleichzeitig eine diagonale Armbewegung nach vorne.

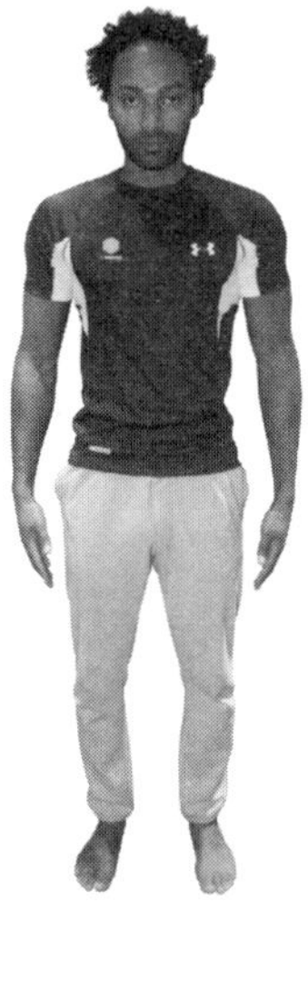

[1]

[2]

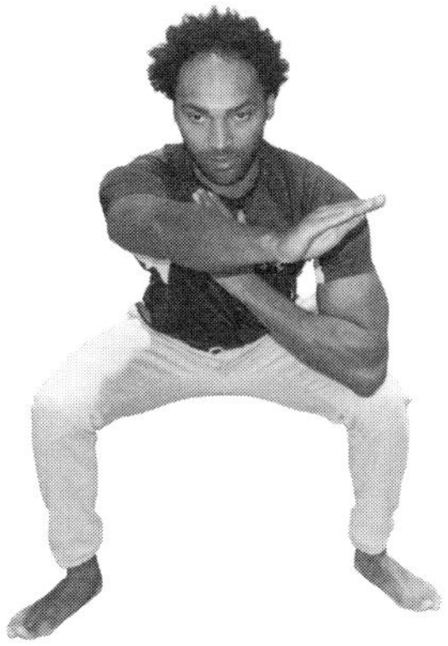

[3]

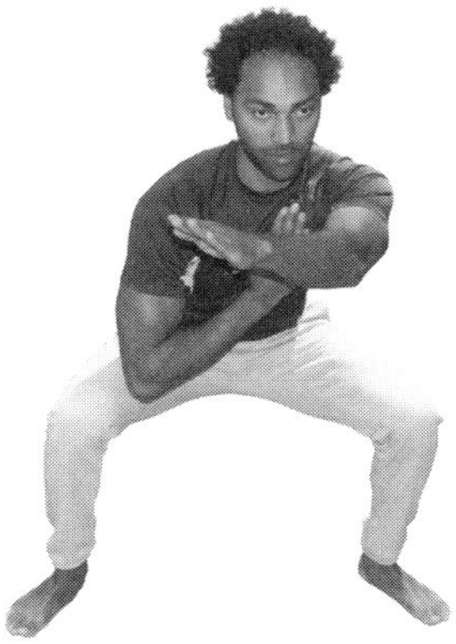

Aus der Grundstellung Pole Position machst Du einen Schritt nach rechts, gehst in die Kniebeuge und streckst Deinen rechten Arm schräg nach vorne, während Du den linken vor der Brust oder dem Bauch verschränkst. Dann geht es wieder zurück in die Grundposition und die Übung wird erneut genau so ausgeführt. Das wird 15 Sekunden lang wiederholt, bevor 15 Sekunden lang die andere Seite drankommt.

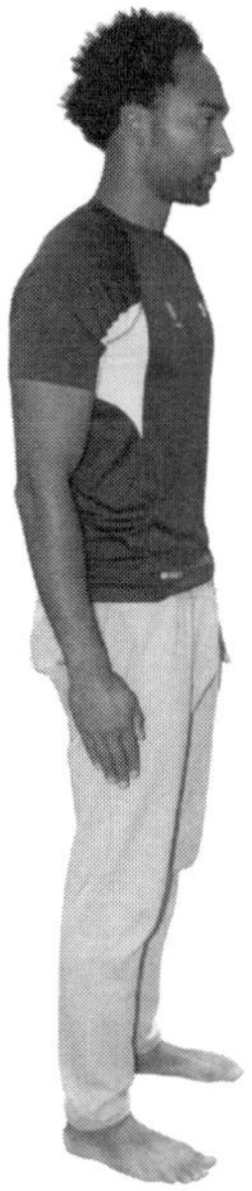

[4]

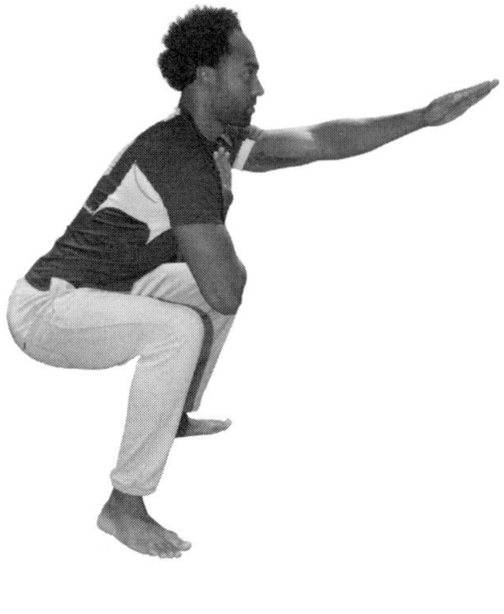

[5]

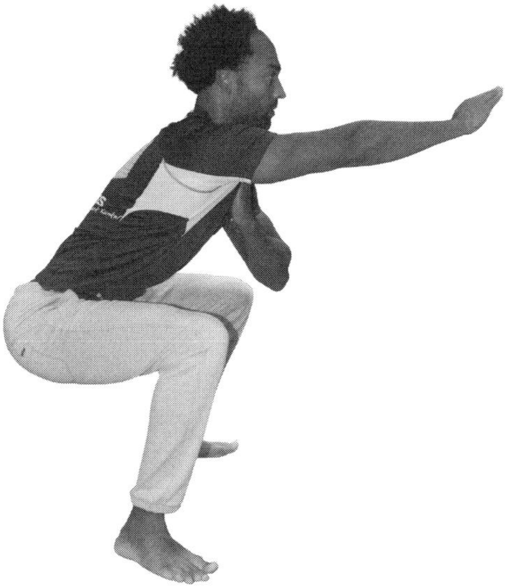

[6]

Merke: Nach dem Schritt nach rechts immer den rechten Arm nach vorne und umgekehrt. Pro Seite wird diese Übung 15 Sekunden lang am Stück durchgezogen.

Anzahl der Wiederholungen: 3 Runden, pro Runde 30 Sekunden (15 Sekunden je Seite).

*3. Transversal Uppercut plus Drive In*

Bei diesem Transversal Uppercut, der ganz ähnlich funktioniert wie der aus dem vorherigen Kapitel, wird zusätzlich ein Knie ein- und eine Ferse herausgedreht, um mehr Bewegungsspielraum zu bekommen. Diese spezielle Bewegung in jeweils einem Bein beim Schlagen siehst Du bei Bismark ganz deutlich auf dem 2. Foto. Mach es genau so wie er!

Also los! Gehe in die Grundposition mit leicht gespreizten und leicht angewinkelten Beinen, leicht vorgeschobenem Becken und leicht angespannten Bauchmuskeln.

Hole mit dem rechten Arm weit nach rechts aus und schlage kraftvoll und dynamisch nach links oben, während Du das rechte Bein eindrehst und dabei die rechte Ferse herausdrehst, um beweglicher zu werden und Deinen Oberkörper ganz nach links hinten drehen zu können. Achte immer auf Spannung im Bauch aber verkrampfe nie. Am Ende der Bewegung geht Dein Blick gerade nach hinten.

[1]

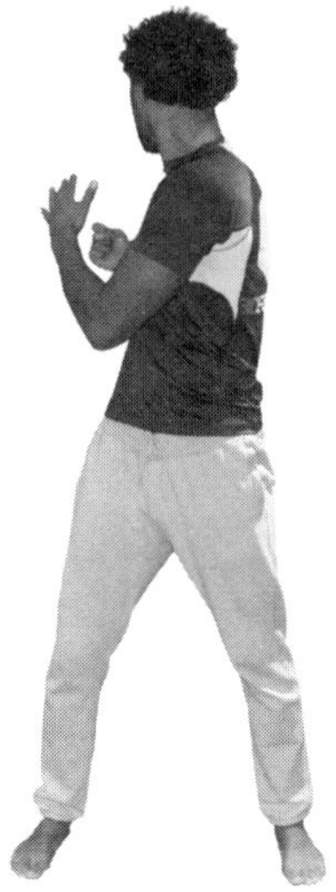

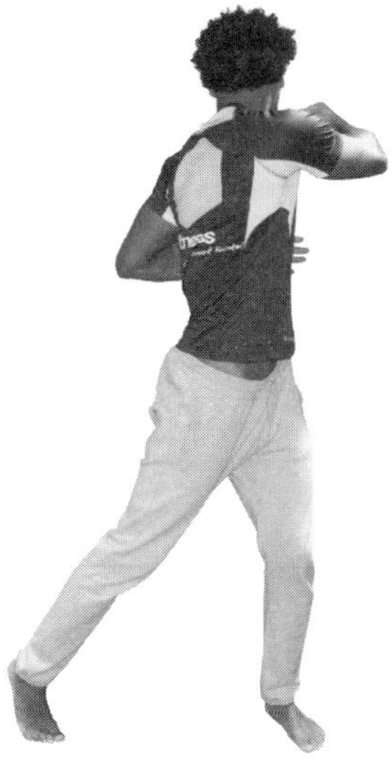

[2]

Nach 15 Sekunden mit Schlägen nach links oben wechselst Du die Seite und der Uppercut geht nun nach rechts oben. Die folgenden Abbildungen zeigen Dir, wie das aussehen sollte.

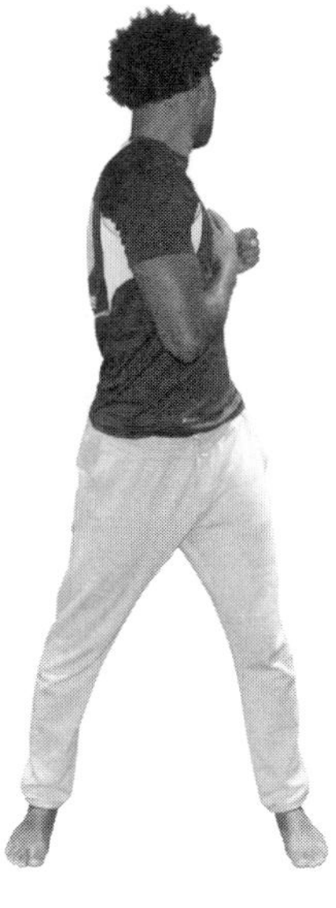

[3]

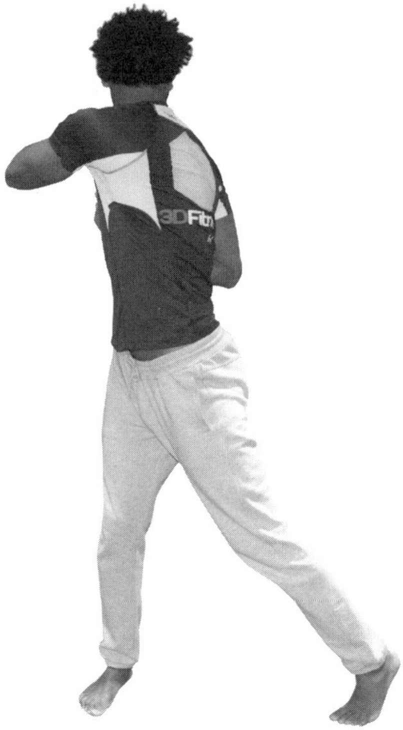

[4]

Anzahl der Wiederholungen: 3 Runden, pro Runde 30 Sekunden (15 Sekunden je Seite).

## III. WORKOUT

Das Advanced-Trainingsprogramm besteht wie jedes unserer Programme wieder aus 3 Runden mit einer möglichst kurzen Pause zwischen jeder einzelnen Übung. Hier werden im Gegensatz zum Beginner-Workout nun stets 20 Wiederholungen durchgeführt. Trainiert wird wie gewohnt zwei- bis viermal die Woche. Letzteres gilt für alle Level!

Das sind die Übungen des Advanced-Programms:

1. Ice Skater
2. Woodchopper mit Clap
3. Liegestütze mit Rotation und Knieanziehen
4. Klappmesser
5. Pull-ups

Hier die Übungen im Detail ...

### *1. Ice Skater*

Der Ice Skater ist ein Cardio-Blast, der Dich richtig fordern wird. Es handelt sich dabei im Wesentlichen um einen gesprungenen Ausfallschritt überkreuz nach hinten, der abwechselnd links und rechts ausgeführt wird. Er simuliert die Bewegung eines Eisschnellläufers, daher der Name.

Der Bewegungsablauf ist nicht ganz einfach. Übe ihn erst langsam ein, bevor Du dabei Gas gibst. Dadurch minimierst Du die Verletzungsgefahr. Falls Du Probleme hast, die folgende Beschreibung

sofort zu verstehen, halte Dich an die Bilder. Anhand der Abbildungen ist es nämlich am einfachsten, den Ice Skater nachzuvollziehen.
Die Übung beginnt in der Pole Position, die Du auf der 1. Abbildung siehst. Dann beugst Du Dich nach vorne und machst mit Deinem rechten Bein einen Ausfallschritt nach hinten links und hebst dabei Deinen rechten Arm nach oben, der gleichzeitig angewinkelt wird. Das linke Bein ist nun Dein Standbein, es wird stark gebeugt, wie Du bei Bismark sehen kannst. Den Endpunkt dieser Bewegung siehst Du auf dem 2. Bild.

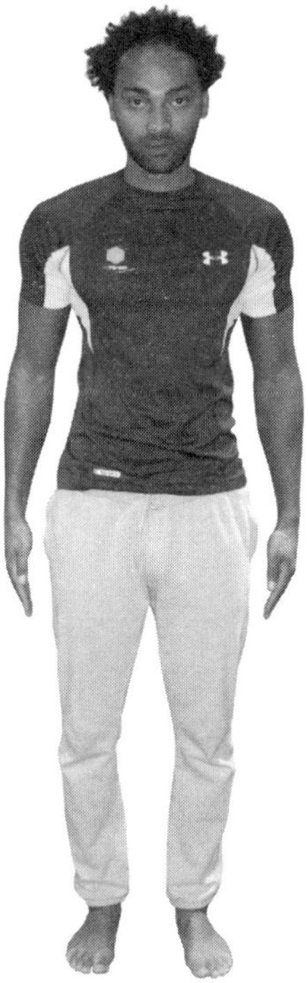

[1]

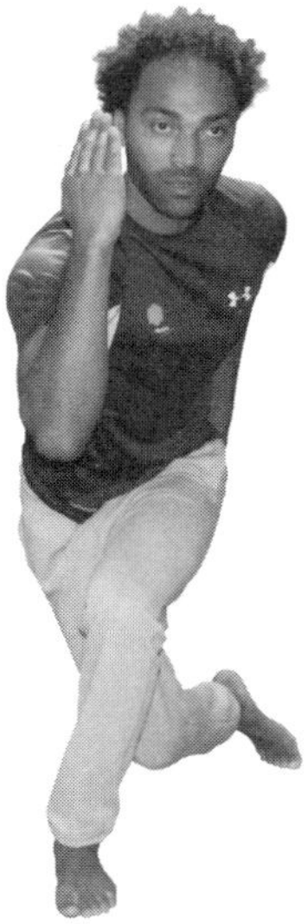

[2]

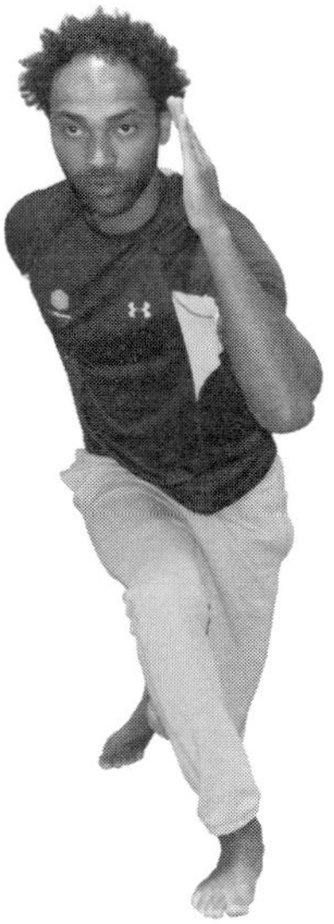

[3]

Nun kommt die zweite Hälfte der Bewegung, die Du möglichst flüssig bewerkstelligen solltest. Wechsle nun durch einen kleinen Sprung das Standbein, springe circa einen knappen Meter nach rechts auf das rechte Bein. Gleichzeitig wird nun mit dem linken Bein ein Ausfallschritt nach hinten rechts ausgeführt. Dein linker Arm geht nach oben und wird dabei angewinkelt. Bild 3 zeigt die Endposition der Übung.

Der Ausfallschritt nach hinten links und der Ausfallschritt nach hinten rechts zählen bei dieser Übung zusammen als eine Wiederholung. Davon solltest Du 20 ausführen, also geht es 20-mal nach links und 20-mal nach rechts. Springe immer dynamisch von einer Seite zur anderen – von links nach rechts und von rechts nach links.

Merke: Der Ice Skater funktioniert immer überkreuz, arbeite also stets diagonal! Wenn das rechte Bein vorne ist, wird der linke Arm nach vorne geschwungen. Wenn das linke Bein vorne ist, wird der rechte Arm nach vorne geschwungen.

Zur Verdeutlichung zeigen die Bilder 4 und 5 den Ice Skater aus einer seitlichen Perspektive. Die Stellungen der Arme und Beine sind darauf besonders gut zu erkennen.

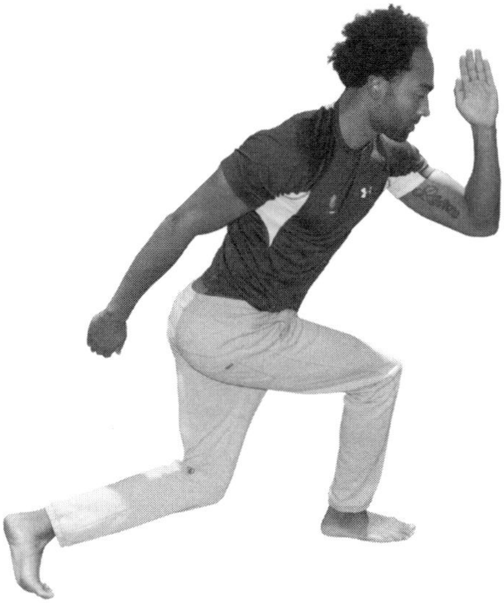

[4]

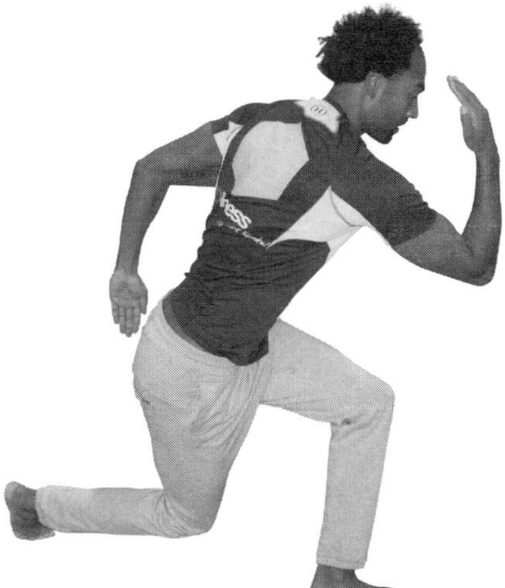

[5]

Anzahl der Wiederholungen: 3 Runden, jeweils 20 Wiederholungen in jede Richtung.

*2. Woodchopper mit Clap*

Der Holzhacker — bei dieser Übung solltest Du Dir vorstellen, dass Du nach einem Holzscheit greifst, das direkt hinter Dir liegt, und es explosiv über die Schulter nach hinten wirfst. Führe nicht nur einfach die Bewegung aus, sondern halte immer Deine Bauchmuskeln und Deinen ganzen Körper auf Spannung! Stecke wirklich Energie hinein und gehe am Ende der Übung voll in die Dehnung!
Los geht's! Beuge Deine Knie und Deinen Rücken im schulterbreiten Stand wie Bismark auf den Bildern. Strecke Deinen linken Arm zwischen Deine Knie während der rechte am rechten Bein vorbei nach hinten gestreckt wird. Deine Hände können sich dort hinter Deinem rechten Knie berühren, so wie es Bismark vormacht, müssen es aber nicht. Dann wirfst Du Deine Arme nach links oben und streckst dabei Deinen ganzen Körper durch. Am Ende der Bewegung kannst Du gerne in die Hände klatschen — deshalb heißt es ja schließlich auch Woodchopper mit Clap. Die 2. Abbildung zeigt genau diesen Moment.

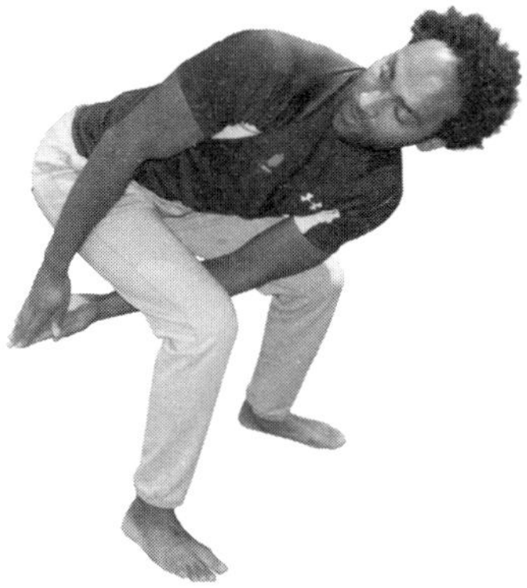

[1]

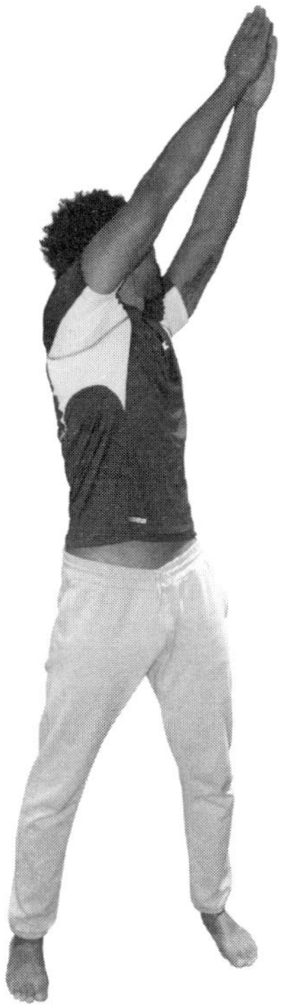

[2]

Diesen Ablauf führst Du 20-mal hintereinander aus. Danach geht es möglichst ohne Pause 20-mal zur anderen Seite. Die Bilder 3 und 4 zeigen Dir den Woodchopper mit Clap aus einer etwas anderen Perspektive und in die andere Richtung. Gib richtig Gas dabei, diese Übung entfaltet nur dann ihre volle Wirkung, wenn Du Dich wirklich reinhängst!

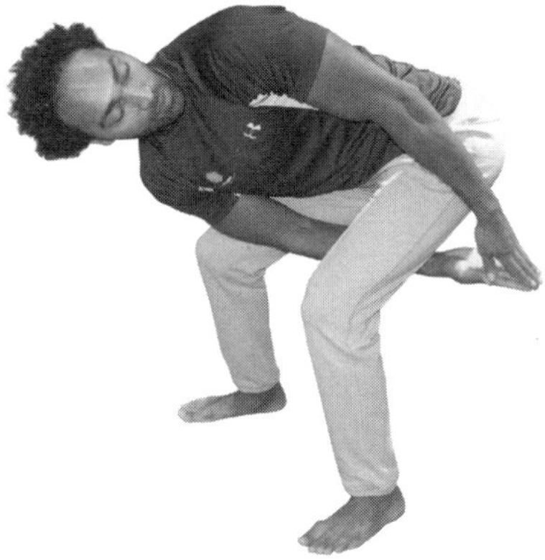

[3]

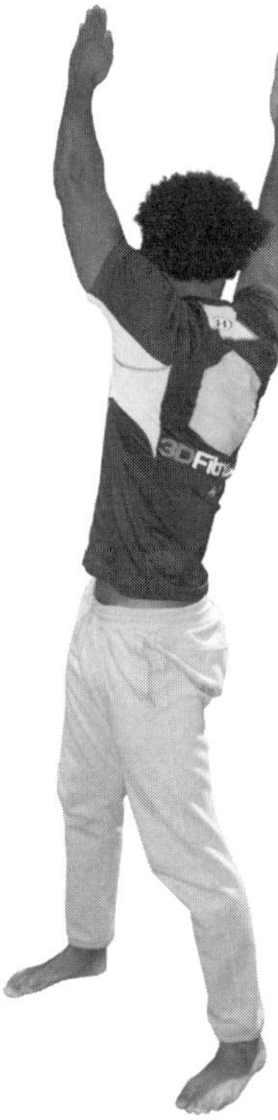

[4]

Anzahl der Wiederholungen: 3 Runden, jeweils 20 Wiederholungen in jede Richtung.

### *3. Liegestütze mit Rotation und Knieanziehen*

Nun eine weitere Variante der Liegestütze, die Du in der klassischen Version ja schon im 2. Kapitel zum Kraftleveltest und als Abwandlung mit Knieanziehen im 5. Kapitel kennengelernt hast. Apropos Kraftleveltest: Denk daran, diesen mindestens einmal pro Monat auszuführen, indem Du so viele Liegestütze hintereinander ausführst wie Du kannst!

Die Ausgangsposition der Liegestütze mit Rotation und Knieanziehen ist wie gewohnt die Bauchlage. Halte Deinen Körper dabei gestreckt und auf Spannung. Die Fußspitzen sind fest auf dem Boden aufgestellt. Deine Hände sollten sich etwas mehr als schulterbreit voneinander entfernt auf Höhe der Brust am Boden befinden. Die Finger zeigen nach vorne, die Daumen nach innen. Strecke nicht das Hinterteil heraus, vermeide den sogenannten Entenarsch und presse die Pobacken unverkrampft zusammen.

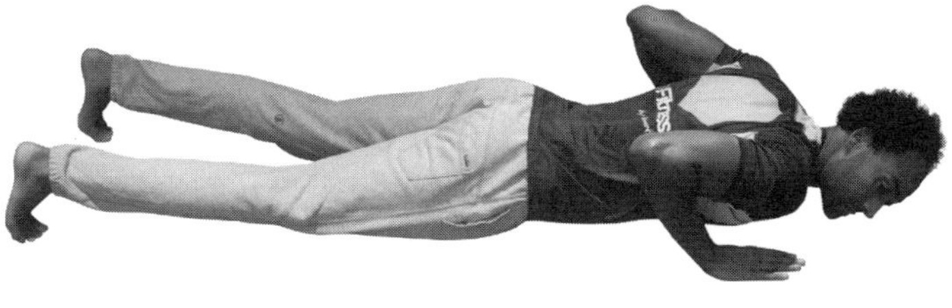

[1]

Durch Anspannen der Arme werden diese nun gestreckt und Dein Oberkörper hebt sich vom Boden ab. Die Bewegung sollte nicht ruckartig, sondern gleichmäßig ausgeführt werden. Da das Anheben der anstrengendere Teil der Übung ist, solltest Du dabei ausatmen — wie immer bei der Anstrengung. Das Gewicht bleibt gleichmäßig auf Zehenspitzen und Hände verteilt. Kopf, Hals, Wirbelsäule, Gesäß und Knie bilden eine durchgehende Linie und die Bauchmuskulatur bleibt angespannt. Bitte nie ins Hohlkreuz verfallen! Die Arme werden normalerweise komplett durchgestreckt, können in der höchsten Position aber auch leicht angewinkelt bleiben. Achte darauf, die Schulterblätter bewusst zusammenzuführen. Die Schultern befinden sich außerdem immer in einer Linie über den Händen.
Bis hierhin war es der klassische Liegestütz, nun kommt die Variante mit Rotation und Knieanziehen. Verlasse dafür den Liegestütz und dreh Dich so, dass Du nur noch auf dem linken Arm und dem linken Bein balancierst. Der rechte Arm wird gerade nach oben gestreckt, das rechte Bein wird angezogen. Halte Dein Becken oben. Strecke Deinen ganzen Körper in dieser Position perfekt durch und nehme dieselbe Haltung ein wie Bismark auf Bild 2.

[2]

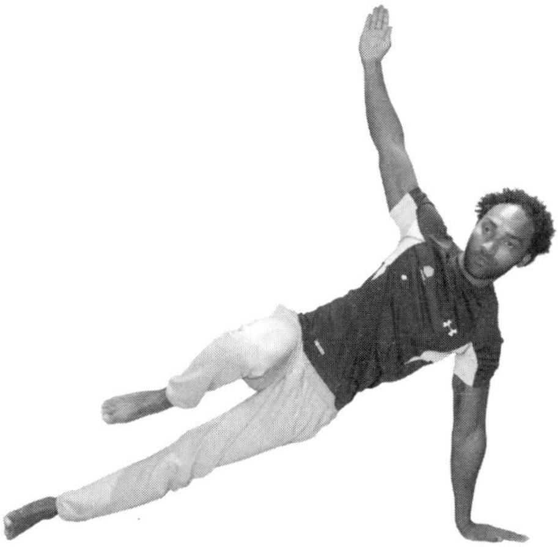

Nun drehst Du Dich wieder zurück in den klassischen Liegestütz und führst die Übung wie gewohnt aus, bis die Nasenspitze beinahe den Boden berührt. Atme dabei ein. Je tiefer Du Deinen Körper zu Boden bringst, desto besser — aber bitte nicht dort ablegen. Wenn die Nasenspitze fast die Erde berührt hat, geht es sofort wieder nach oben. Der Körper bleibt dabei stets gestreckt, der Blick immer auf den Boden gerichtet. Bitte nicht nach vorne schauen und nicht den Kopf anheben, daraus könnten nämlich muskuläre Probleme im Nacken entstehen.

Wenn Deine Arme wieder mehr oder weniger durchgestreckt sind, führst Du erneut die Rotation und das Knieanziehen aus. Genau diesen Vorgang wiederholst Du insgesamt 20-mal, danach kommen 20 Wiederholungen in die andere Richtung. Dabei balancierst Du auf dem rechten Arm und dem rechten Bein.

Falls Du nicht so viele Liegestütze mit Rotation und Knieanziehen schaffst, begnüge Dich anfangs mit 10 in jede Richtung und arbeite Dich langsam an die 20 Wiederholungen je Seite heran. Strecke Deinen ganzen Körper immer voll durch und nehme dieselbe Haltung ein wie Bismark auf Bild 4.

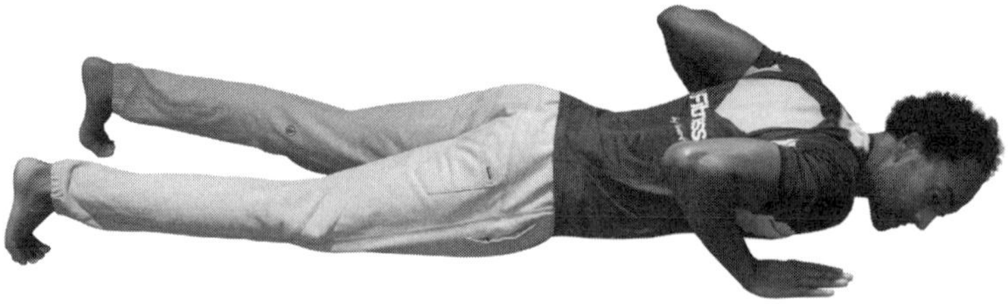

[3]

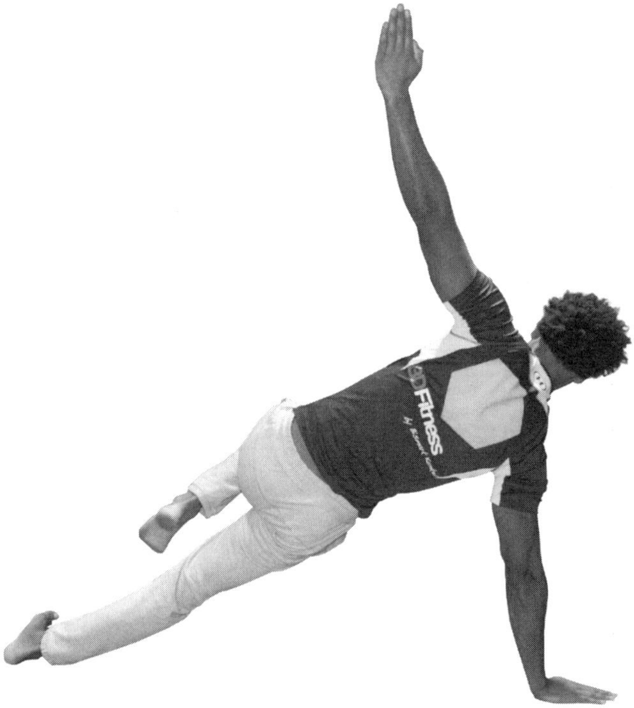

[4]

Anzahl der Wiederholungen: 3 Runden, jeweils 20 Wiederholungen in jede Richtung.

*4. Klappmesser*

Das Klappmesser ist eine klassische Bauchmuskelübung der achtziger Jahre. Sie ist sehr anspruchsvoll und wird Deine Bauchmuskeln bei richtiger Ausführung buchstäblich brennen lassen. Eine Yoga-Matte wäre dabei hilfreich, falls Dein Boden hart ist.

Leg Dich ausgestreckt und flach mit dem Rücken auf den Boden. Die Arme werden dabei in Kopfrichtung gerade ausgestreckt, die Beine sind gestreckt und sollten relativ eng zusammenbleiben. Dein Körper bildet also eine gerade Linie. Nun hebst Du die stets gestreckten Beine in die Höhe und führst simultan die Arme über den Kopf in Richtung der Beine. Der Körper wird also wortwörtlich zusammengeklappt, Hände und Fußspitzen sollten sich berühren, wenn Du das schaffst.

Nachdem Du diesen Punkt erreicht hast, werden die gestreckten Arme und Beine wieder in ihre Ausgangslage gebracht und flach auf dem Boden abgelegt. Darauf folgt die nächste Wiederholung, von denen Du 20 ausführen solltest. Auch hier gilt: Falls Du noch keine 20 schaffst, sollten 10 Wiederholungen Dein Zwischenziel sein. Dann arbeitest Du Dich langsam aber sicher an die 20 heran. Korrekte Ausführung ist immer wichtiger als hohe Wiederholungszahlen — Safety first!

[1]

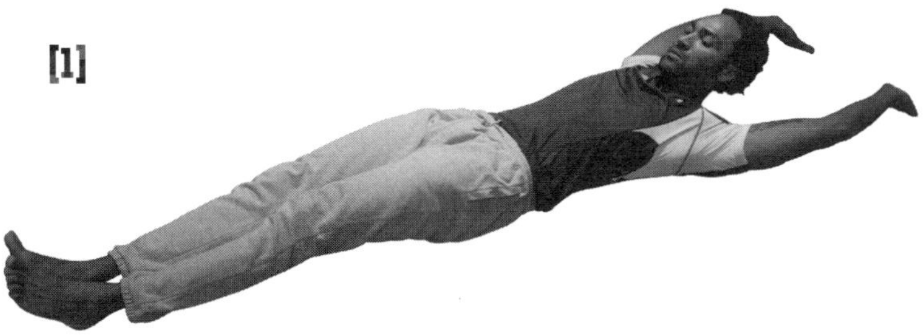

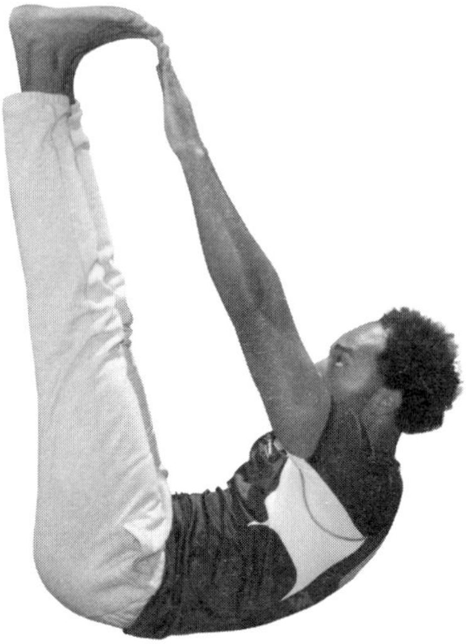

[2]

Achte immer darauf, dass Dein Klappmesser eine langsame und kontrollierte Bewegung darstellt. Versuche nicht zu reißen oder übertrieben ruckartig oder mit Schwung zu arbeiten — die Kraft muss hauptsächlich aus Deiner Bauchmuskulatur kommen, sonst könnten unter Umständen Rückenprobleme entstehen. Dein unterer Rücken sollte immer auf dem Boden kleben bleiben, ebenso Dein Gesäß. Und achte darauf, den Oberkörper zu jedem Zeitpunkt der Übung gerade zu halten.

Anzahl der Wiederholungen: 3 Runden, jeweils 20 Wiederholungen.

*5. Pull-ups*

Der Klimmzug gehört wohl zu den bekanntesten Fitnessübungen der Welt, er steht für Training mit dem eigenen Körpergewicht wie kaum eine andere Übung. Er ist simpel und effektiv und trainiert Deine Rückenmuskeln wie nur er es vermag. Er lässt sich fast überall durchführen — an einem Holzgebälk, Stahlträger oder Türrahmen, der Fantasie sind keine Grenzen gesetzt.

Wie bereits im vorherigen Kapitel erwähnt, empfehlen wir Dir den breiten Obergriff, Du darfst aber auch gerne immer wieder abwechseln. Je nach Griffweite liegt der Trainingsfokus auf unterschiedlichen Muskelpartien des Rückens, beim Jumping Pull-up im vorherigen Kapitel wurde dieses Thema bereits recht ausführlich besprochen. Bei Bedarf kannst Du gerne dorthin zurückblättern.

Fasse eine Klimmzugstange in etwas mehr als schulterbreitem Griff. Die Handflächen zeigen nach vorne, wie Du auf dem ersten Foto bei Bismark sehen kannst. Der Daumen bleibt auf der Seite der anderen 4 Finger. Lasse Dich einfach hängen und mache die Arme so lang wie es geht. Wir wollen immer den vollen Bewegungsradius nutzen und gehen erst ganz runter und später ganz hoch — so weit wie es eben geht.

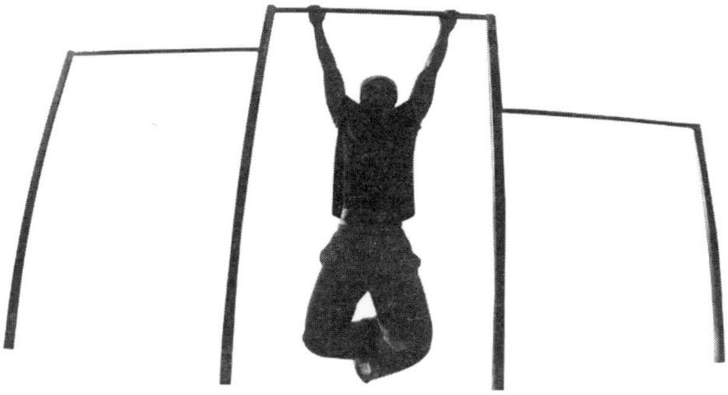

[1]

Ziehe Dich nun mit aller Kraft so weit nach oben, bis Dein Kinn über die Stange ragt. Die Schulterblätter sollten dabei immer zusammenbleiben.

[2]

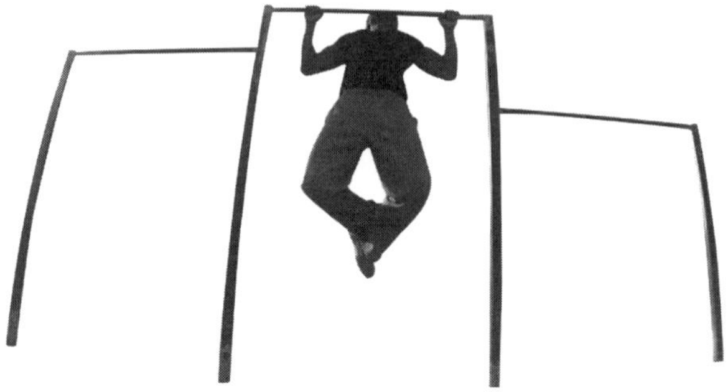

Senke Deinen Körper wieder ab und lass Dich wieder komplett durchhängen. Auf dem Bild von der Seite siehst Du, welche Körperhaltung Bismark bei dieser Übung demonstriert. Sein Oberkörper und die Oberschenkel bilden eine Linie, daran solltest Du Dich orientieren. Die Unterschenkel sind angewinkelt.

[3]

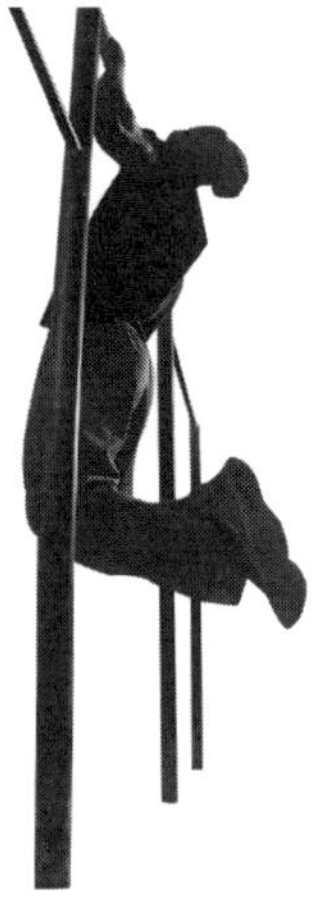

Anzahl der Wiederholungen: 3 Runden, jeweils 20 Wiederholungen.

Nach drei Runden der Advanced-Workout-Übungen sollte ein lockeres Cool Down folgen, das genau so praktiziert werden kann wie am Ende des Beginner-Programms — also Fahrradfahren, Schwimmen, lockeres Joggen oder wenigstens etwas Gehen. Auch das gilt für alle 3 Level!

Das Advanced-Programm ist deutlich härter als das Beginner-Level, wie Du vielleicht schon gemerkt hast. Es soll Dich optimal auf die nächste und höchste Stufe vorbereiten, das Pro-Workout. Diese sollte allerdings erst nach einigen Wochen oder gar Monaten erklommen werden. In dieser Zeit wirst Du nicht nur Höhepunkte erleben, sondern auch Täler durchschreiten müssen. Immer wenn Du denkst, dass es nicht mehr weiter geht, solltest Du Dir das 4. Kapitel zum Thema Durchhaltestrategien erneut zur Hand nehmen und noch stärker an Deiner Motivation arbeiten. Beschäftige Dich noch mehr mit Deinen Vorbildern und frage Dich, was sie an Deiner Stelle getan hätten. Wenn Du das tust, wird es weiter gehen — versprochen! Gib nicht auf, mach nicht denselben Fehler wie viele andere Leute!

## DAS ADVANCED-PROGRAMM NOCH EINMAL IN DER ÜBERSICHT

I. WARM-UP (jede Übung 30 Sekunden lang durchführen)

1. Hampelmann
2. Hampelmann nach vorne
3. Hampelmann mit Rotation
4. Hip Twist
5. Knieanziehen
6. Shaolin Punches

II. MOBILIZER (jede Übung dreimal 30 Sekunden lang im Zirkel durchführen)

1. Scapular Mobilizer plus Reverse Step
2. Lateral Step mit Kniebeuge und Diagonal Reach
3. Transversal Uppercut plus Drive In

III. WORKOUT (jede Übung dreimal im Zirkel durchführen)

1. Ice Skater (20 Wiederholungen pro Seite und Runde durchführen)
2. Woodchopper mit Clap (20 Wiederholungen pro Seite und Runde durchführen)
3. Liegestütze mit Rotation und Knieanziehen (20 Wiederholungen pro Seite und Runde durchführen)
4. Klappmesser (20 Wiederholungen pro Runde durchführen)
5. Pull-ups (20 Wiederholungen pro Runde durchführen)

# RAUM FÜR NOTIZEN

# 7. PRO

Wenn Dir das Advanced-Training mittlerweile zu leicht fällt und Du wirklich bereit für die höchste Stufe bist, darfst Du auf das Pro-Programm umsteigen. Damit hast Du das Maximum des 3D-Programms erreicht. Herzlichen Glückwunsch! Das Maximum ist allerdings nicht das Ende. Du kannst diese Stufe selbständig immer weiter ausbauen. Du kannst sie erweitern und intensivieren wie es Dir beliebt! Inspiration für solche Planänderungen findest Du in den Übungen des 12. Kapitels, dort gibt es jede Menge neue Herausforderungen zu entdecken: Handtuch-, Partner- und Spezialübungen warten dort auf Dich!

## I. WARM-UP

Das Prozedere ist hier das gleiche wie in den vorangegangenen Runden. Das Aufwärmen verläuft wie gewohnt — Hampelmann, Hampelmann nach vorne, Hampelmann mit Rotation, Hip Twist, Knieanziehen und Shaolin Punches. Führe das Aufwärmen immer gewissenhaft durch, um Verletzungen zu vermeiden.

## II. MOBILIZER

Die drei Mobilizer sind speziell auf das Pro-Level abgestimmt. Führe sie genau so durch, wie Bismark sie vormacht und wie sie hier beschrieben sind — 3 Runden à 30 Sekunden, also reinstes Zirkeltraining.

Das sind sie:

1. Scapular Mobilizer mit Ausfallschritt, einarmig
2. Transversal Uppercut mit 360° Drive und beiden Armen
3. Lateral Step mit Kniebeuge und Diagonal Reach, beidseitig

Jetzt die Mobilizer im Detail ...

### *1. Scapular Mobilizer mit Ausfallschritt, einarmig*

Dieses Mal führen wir den Scapular Mobilizer einarmig mit Ausfallschritt durch — das schult auch Deinen Gleichgewichtssinn, denn hier die Balance zu halten ist gar nicht so einfach, wie Du bei der Ausführung schnell merken wirst.
Die Ausgangsposition ist ein Ausfallschritt nach hinten, bei dem Du den hinteren Fuß auf die Zehen stellst. Das vordere linke Bein soll möglichst sicher auf dem Boden stehen und den Großteil Deines Körpergewichts tragen. Dann beugst Du Dich vor. Beginne wie Bismark mit dem rechten Arm und hole weit nach hinten aus, wie um eine einarmige La-Ola-Welle durchzuführen. Diese Position siehst Du auf Bild 1.

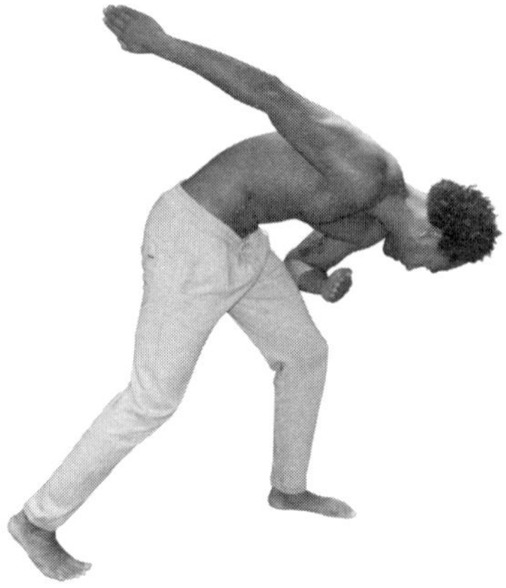

[1]

Dann schleuderst Du Deinen rechten Arm mit möglichst viel Schwung nach oben. Lass ihn so weit wie möglich nach hinten sausen und gehe so weit in die Dehnung wie Du kannst. Dein Oberkörper soll dabei richtig durchgedehnt werden. Den Endpunkt der Bewegung siehst Du auf Bild 2.

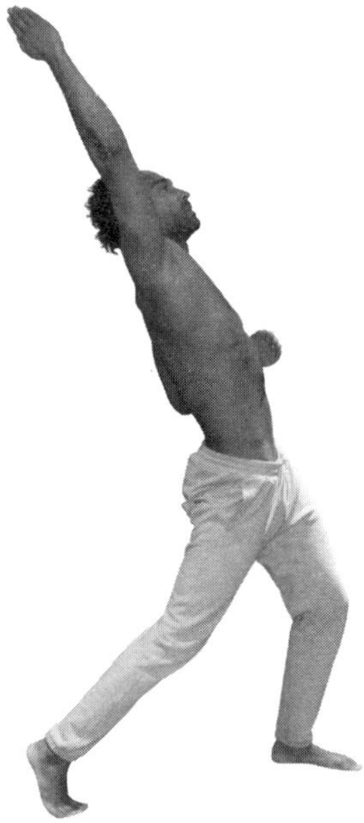

[2]

Auf den folgenden beiden Bildern siehst Du die Übung von vorne. Orientiere Dich sehr genau an Bismarks Bewegungsablauf.

[3]

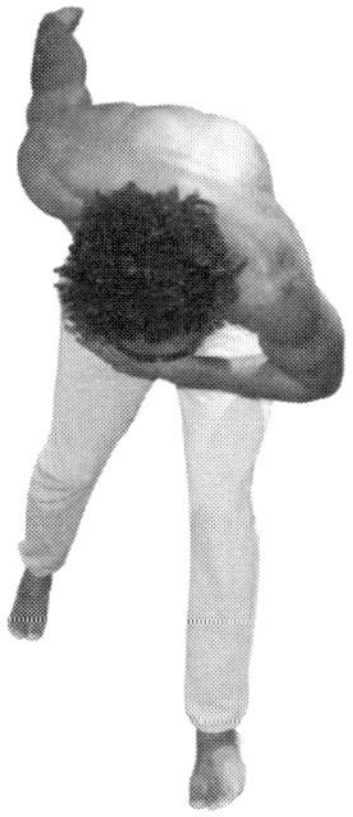

[4]

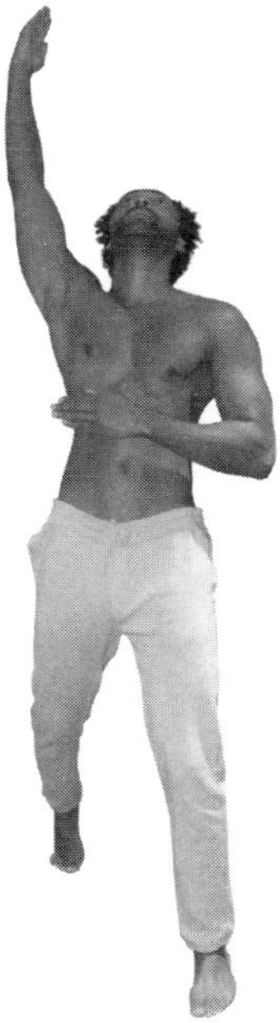

Nach ungefähr 15 Sekunden mit dem rechten Arm wechselst Du die Seite und es folgt der linke Arm mit dem rechten Bein als Standbein. Auch hier führst Du diesen Mobilizer wieder 15 Sekunden lang aus.

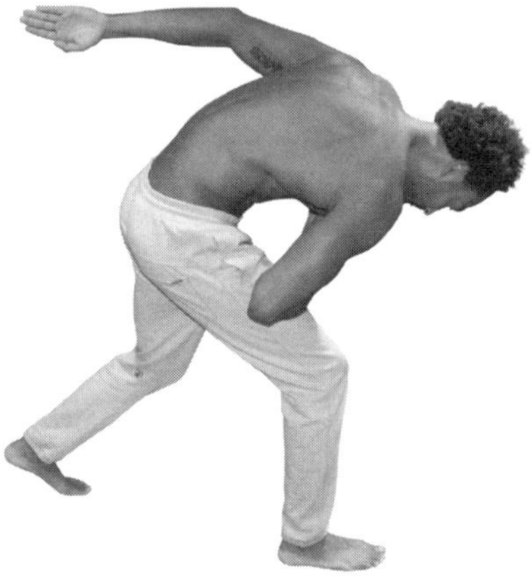

[5]

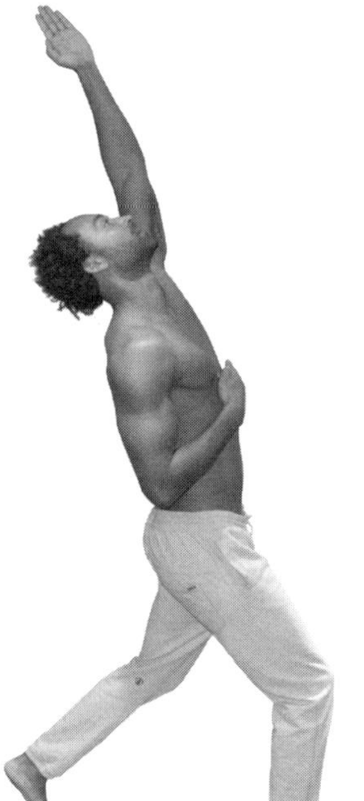

[6]

[7]

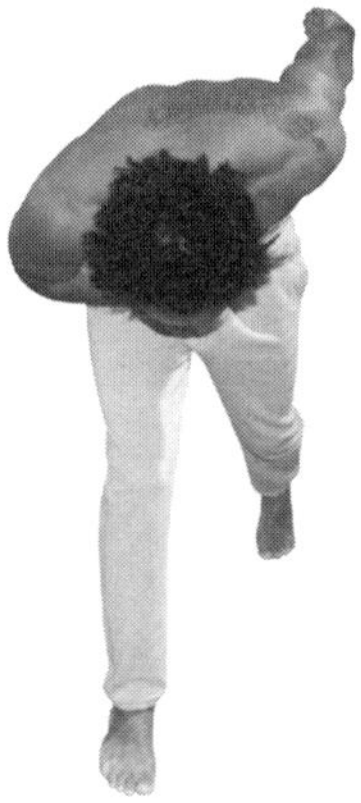

[8]

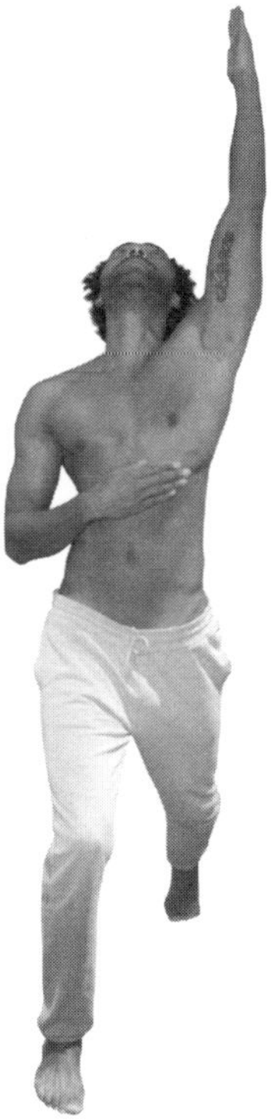

Anzahl der Wiederholungen: 3 Runden, pro Runde 30 Sekunden.

*2. Transversal Uppercut mit 360° Drive und beiden Armen*

Hole in der Pole Position mit dem rechten Arm aus für den Uppercut. Achte wie immer darauf, voll in die Dehnung zu gehen. Dann schlägst Du nach links oben — genau wie Du es bei Bismark auf den Fotos siehst. Dein rechtes Knie dreht sich dabei ein, um den vollen Bewegungsradius zu ermöglichen.

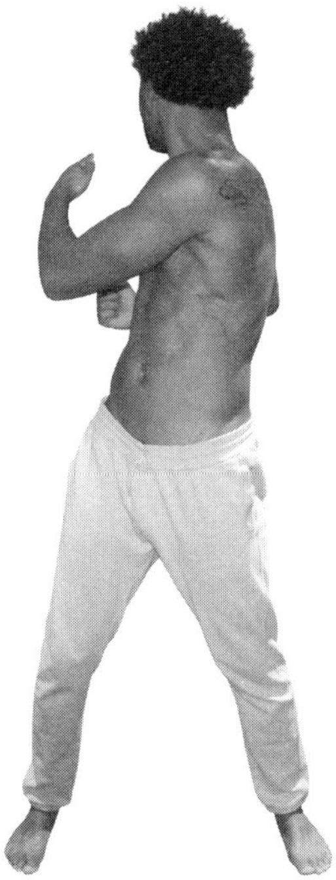

[1]

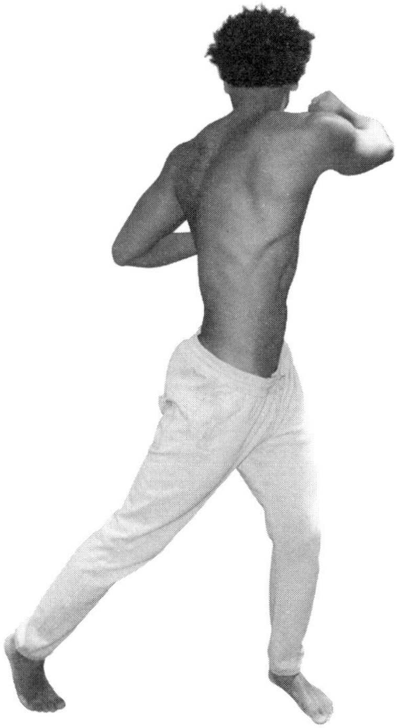

[2]

Nach dem ersten Schlag wird sofort klar, wodurch sich dieser Transversal Uppercut mit 360° Drive und beiden Armen von den bisherigen Transversal Uppercuts aus den vorherigen Kapiteln unterscheidet: Sofort nach dem ersten Schlag wird nun in einer flüssigen Bewegung mit dem anderen Arm in die andere Richtung geschlagen. Nach dem Schlag mit der Rechten kommt direkt der Schlag mit der Linken — es geht also immer hin und her, so dynamisch wie Du nur kannst! Aus zwei Schlägen, die hintereinander ausgeführt werden, wird eine zusammenhängende und möglichst flüssige Übung, wenn Du sie richtig beherrschst.

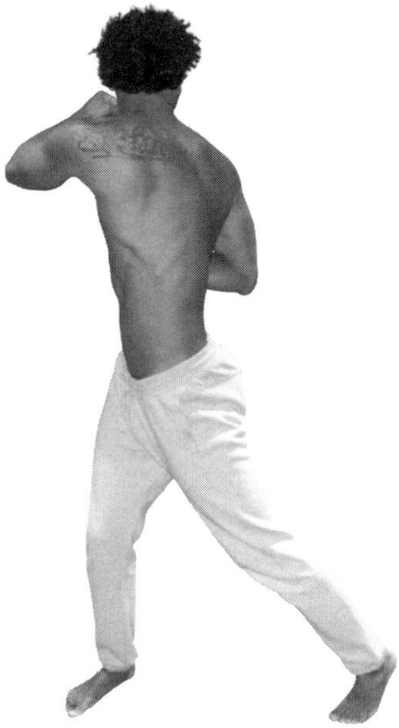

[3]

Anzahl der Wiederholungen: 3 Runden, pro Runde 30 Sekunden.

### *3. Lateral Step mit Kniebeuge und Diagonal Reach, beidseitig*

Beginne in der Pole Position. Aus dieser Grundstellung machst Du einen seitlichen Schritt nach rechts und führst eine Kniebeuge aus. Gleichzeitig streckst Du Deinen rechten Arm diagonal nach vorne. Der linke Arm bleibt mehr oder weniger verschränkt und relativ eng an Deinem Körper. Du darfst Deine linke Hand auch gerne auf Deine Brust legen.

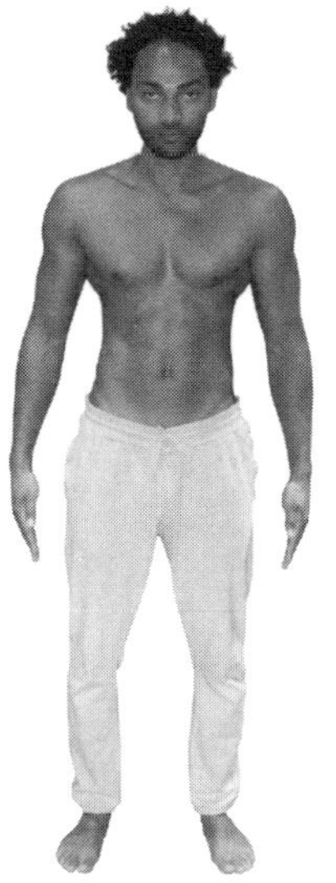

[1]

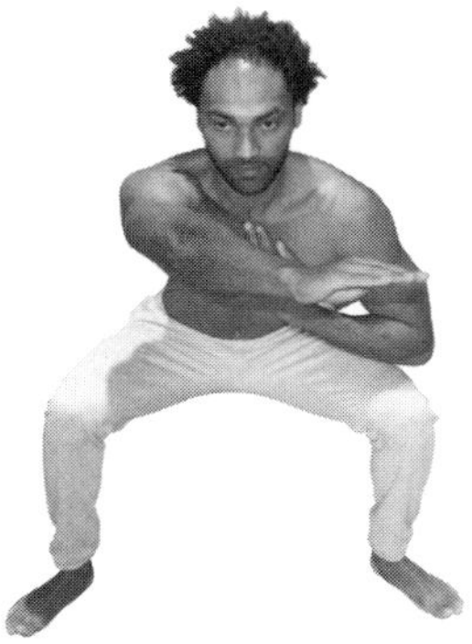

[2]

Danach kehrst Du wieder zur Ausgangsposition zurück. Nun folgt dieselbe Bewegung in die andere Richtung: Seitlicher Schritt nach links, Kniebeuge, linker Arm geht diagonal nach vorne, während der rechte am Körper bleibt.

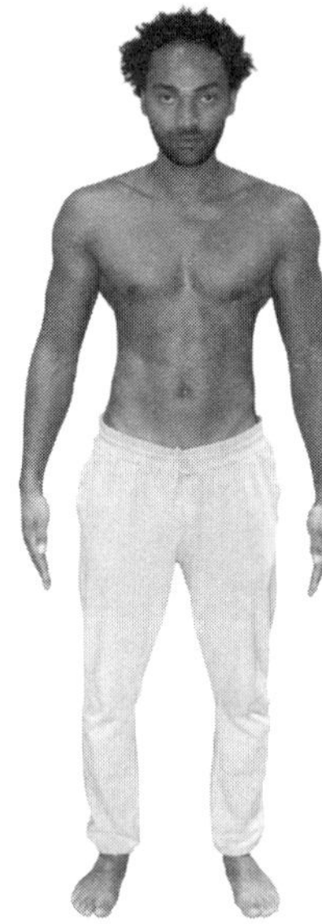

[3]

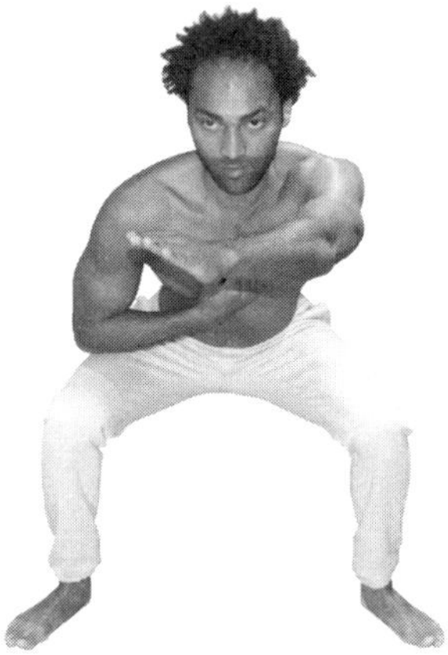

[4]

Die jeweiligen Endpositionen der Kniebeugen siehst Du auf den folgenden Fotos von der Seite.

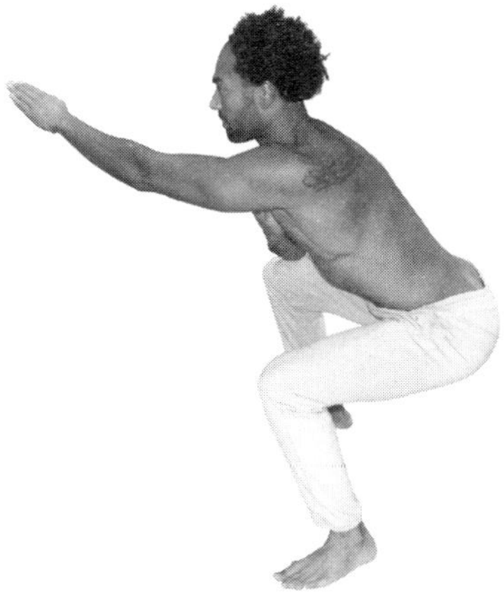

[5]

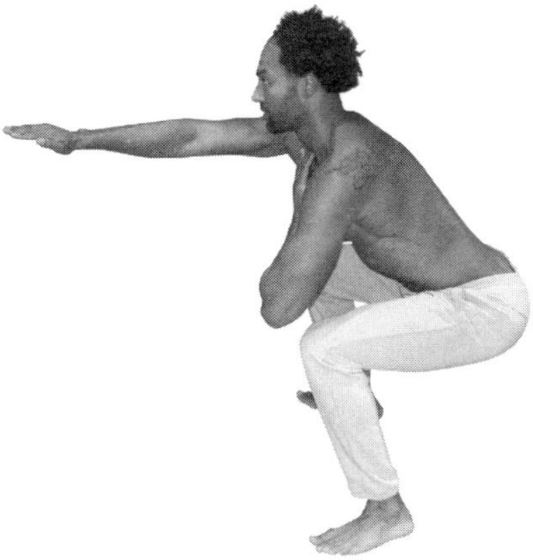

[6]

Anzahl der Wiederholungen: 3 Runden, pro Runde 30 Sekunden.

## III. WORKOUT

Nun geht es los mit dem Pro-Workout. Es beinhaltet nur 4 Übungen, aber die haben es in sich:

1. Burpees
2. Liegestütze mit Rotation und abwechselndem Knieanziehen
3. Abwechselnde Ausfallschritte
4. L-Pull-ups

Wie im Advanced-Level werden beim Pro-Workout stets 20 Wiederholungen durchgeführt. Im Pro-Modus solltest Du die 3 Runden so schnell wie möglich hintereinander durchführen, mache also möglichst wenig Pausen. Danach ist wie gehabt ein lockeres Cool Down empfohlen. Nun die Übungen im Einzelnen ...

### *1. Burpees*

Nachdem das Warm-up und die Mobilizer dieser Stufe erledigt sind, geht es nun los mit dem eigentlichen Pro-Workout, dem höchsten Level des 3D-Programms. Es wird Dich in jedem Fall an Deine Grenzen bringen!

Wir beginnen mit dem Burpee, dem sogenannten Liegestützsprung. Genau genommen handelt es sich dabei um eine Kombination aus Liegestütz, Kniebeuge und Strecksprung. Auch wenn Dir die Übung zunächst vielleicht etwas kompliziert erscheinen könnte, ist die Ausführung eigentlich relativ leicht. Wichtig ist, die ersten Male langsam und mit Bedacht auszuführen, bis Du den Bewegungsablauf verinnerlicht hast. Dann lässt sich das Tempo und damit die Intensität schnell beliebig steigern.

Der Name des Burpee geht zurück auf seinen Erfinder, einen Herrn namens Royal H. Burpee. Es handelt sich um eine echte Allround-Fitnessübung und einen grandiosen Cardio-Blast. Er stärkt nicht nur Deinen ganzen Körper, sondern bringt auch Dein Herz-Kreislaufsystem in Wallung und verbrennt haufenweise Kalorien. Zudem ist Koordination, Kraft und Kondition gefordert, wenn man ihn richtig ausführt. Burpees sollten mit hoher Geschwindigkeit bewerkstelligt werden, achte aber immer auf saubere Technik. Die dabei hauptsächlich beanspruchten Muskelpartien sind die Beine, das Gesäß, der Rücken, die Schulter und die Brust.

Also los! Aus der hinlänglich bekannten aufrechten Grundstellung, der Pole Position, gehst Du in die Hocke und setzt die Handflächen etwas mehr als schulterbreit vor die Füße. Bitte bei der Hocke keinen krummeren Rücken machen als unbedingt nötig!

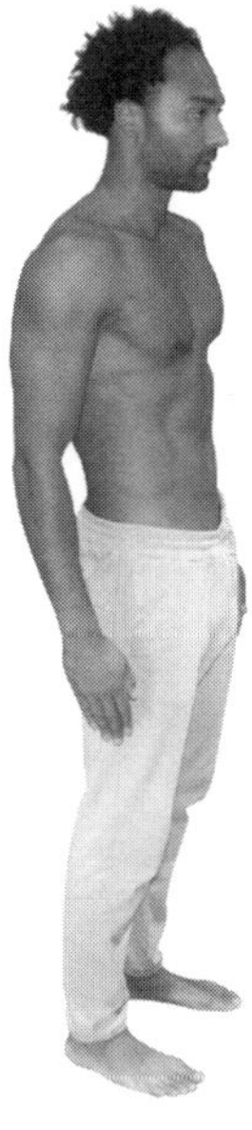

[1]

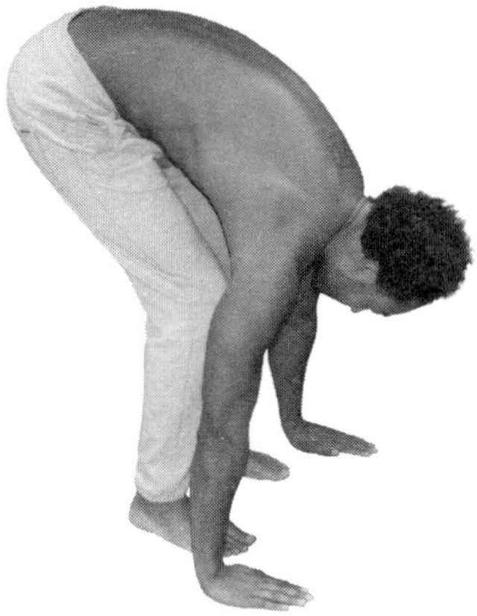

[2]

Aufgestützt auf Deine Hände springst Du nun in die Liegestützposition, das heißt Du streckst explosiv Deine Beine nach hinten aus. Es folgt ein sauber ausgeführter Liegestütz, wie Du ihn kennst – runter bis zum Boden und wieder hoch.

[3]

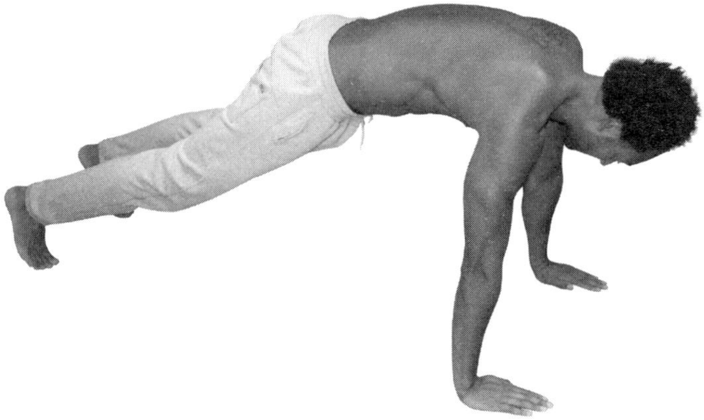

[4]

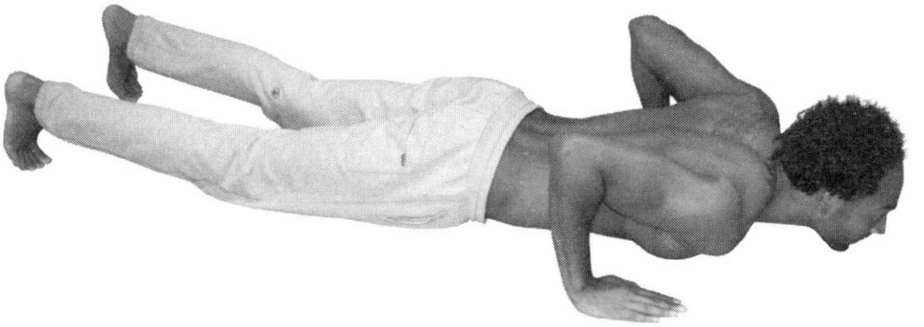

Aus dem Ende der Liegestützbewegung springst Du allerdings direkt in die Hocke und aus dieser Hocke katapultierst Du Dich mit einem dynamischen Strecksprung in die Luft. An dessen höchstem Punkt führst Du einen Clap aus, klatschst also in die Hände.

[5]

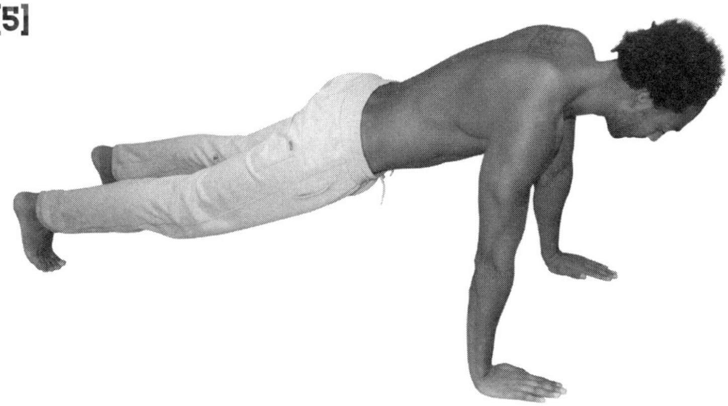

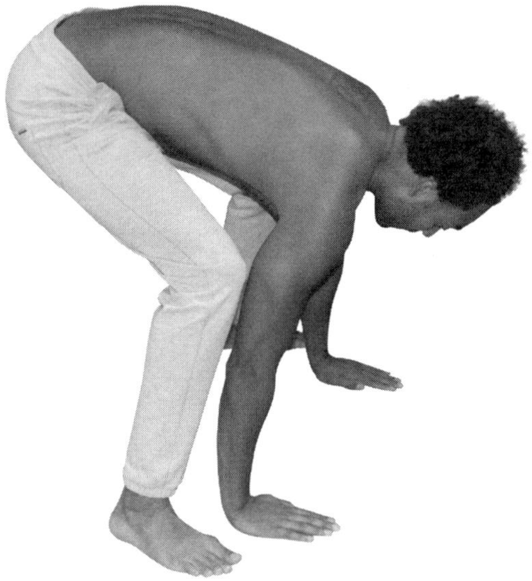

[6]

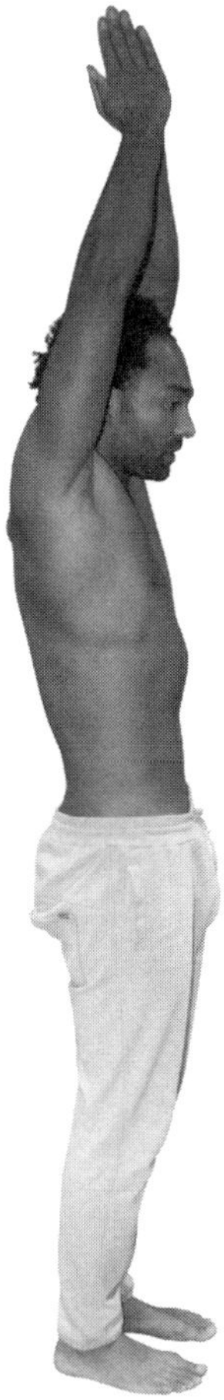

[7]

Nach der Landung auf dem Boden geht es wieder abwärts, dann folgt nämlich die nächste Wiederholung: Erneut in die Hocke, Handflächen etwas mehr als schulterbreit vor die Füße, Beine explosiv in einer flüssigen Bewegung nach hinten ausstrecken, Liegestütz und so weiter!

Anzahl der Wiederholungen: 3 Runden, jeweils 20 Wiederholungen.

*2. Liegestütze mit Rotation und abwechselndem Knieanziehen*

Bei dieser Variante der Liegestütze beginnst Du in der Liegestützposition, die Du auf Abbildung 1 siehst. Die Hände sind wie gewohnt etwas mehr als schulterbreit auseinander auf dem Boden aufgestellt. Nun ziehst Du das rechte Knie an, wie Bismark es auf Bild 2 tut.

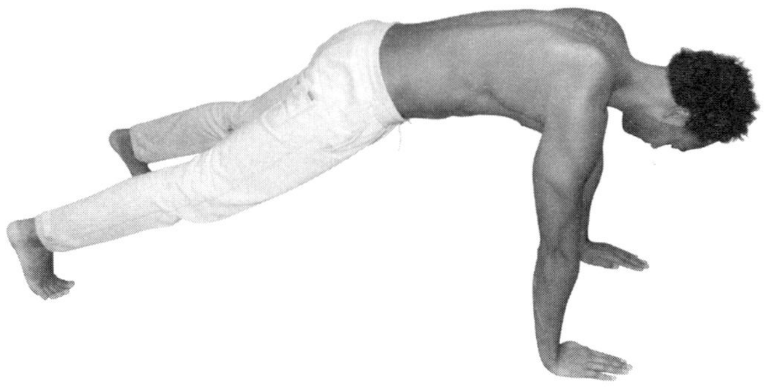

**[1]**

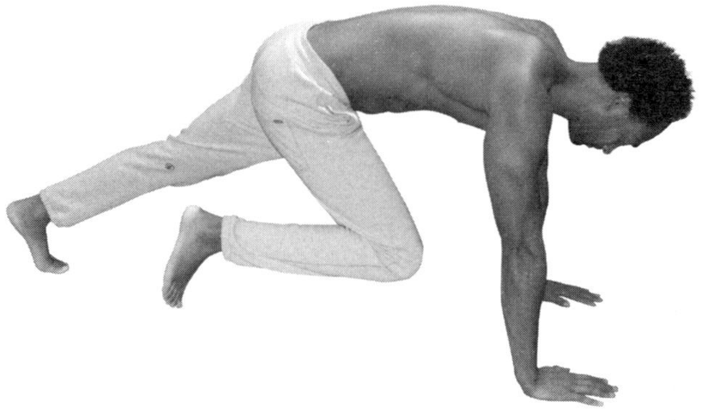

**[2]**

Jetzt drehst Du Dein rechtes Knie und Deinen ganzen Körper nach links ein, wie du es auf Bild 3 siehst. Dein Körpergewicht wird nun vom linken Bein getragen, der linke Fuß wird dazu nach innen angewinkelt. Bild 4 zeigt die Endposition dieses Eindrehens von der gegenüberlegenden Seite, damit es für Dich deutlicher wird. Das rechte Knie darfst Du auf dem Boden ablegen, wenn Du nicht anders kannst, aber es wäre besser, wenn Du es in der Luft halten könntest.

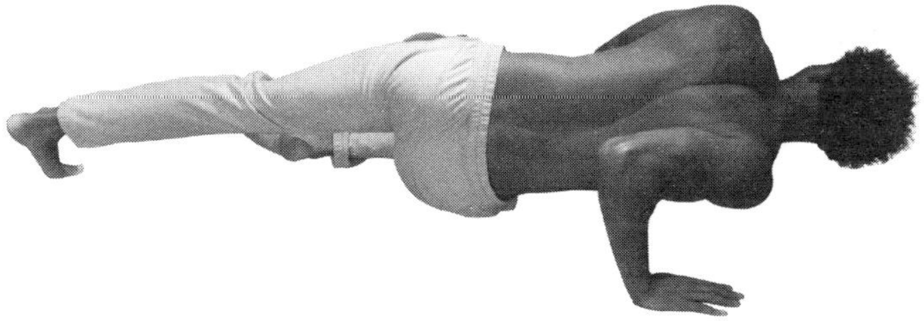

**[3]**

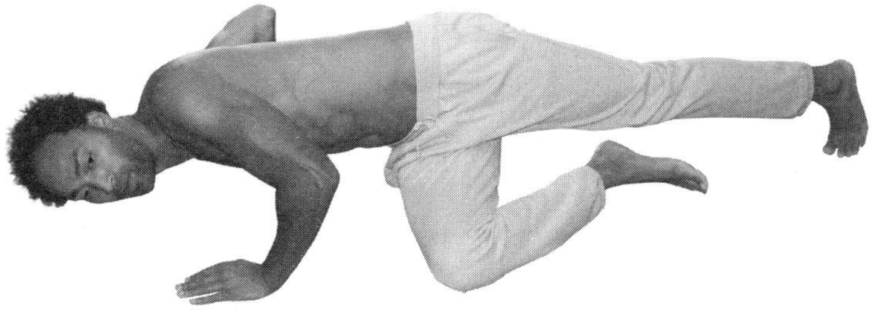

**[4]**

Nun drehst Du Deinen Körper wieder in die andere Richtung. Du öffnest ihn komplett nach rechts, so dass Du nur noch auf dem linken Fuß und der linken Hand balancierst, wie Bismark es auf Bild 5 vormacht. Der rechte Arm wird gerade nach oben gestreckt, der linke Arm ist komplett durchgestreckt, Dein Körper soll eine gerade Linie sein, die Hüfte soll nicht durchhängen und das rechte Knie bleibt angewinkelt. Verharre immer für eine knappe Sekunde in dieser möglichst gestreckten Haltung, bis Du sie ganz ruhig halten kannst. Dann drehst Du Dich wieder zurück in die vorherige Position, also in die andere Richtung eingedreht mit dem rechten Knie knapp über dem Boden — siehe Bild 6. Und dann geht es von vorne los. Dies führst Du insgesamt 20-mal aus bevor die Übung 20-mal mit der anderen Körperhälfte in die jeweils andere Richtung ausgeführt wird.

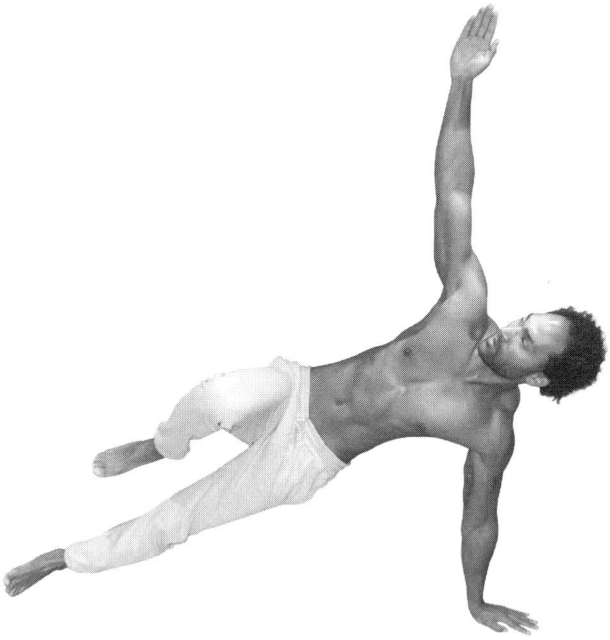

[5]

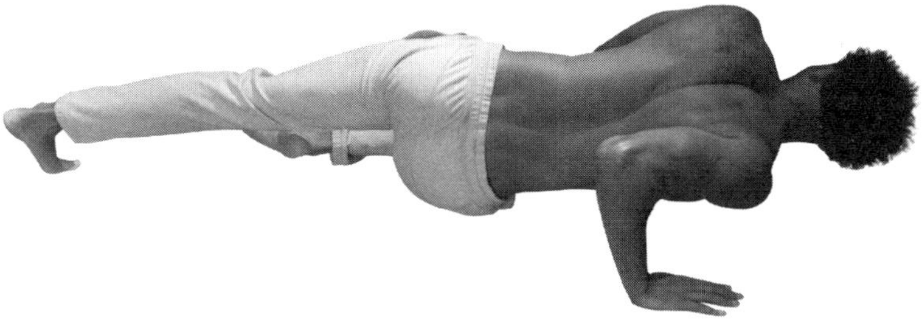

[6]

Anzahl der Wiederholungen: 3 Runden, jeweils 20 Wiederholungen in jede Richtung.

### *3. Abwechselnde Ausfallschritte*

Diese Übung verlangt enorme Core-Spannung und viel Koordination. Vor allem Deine Oberschenkelmuskeln werden dabei aufs Äußerste belastet.
Beginne mit einem Ausfallschritt nach hinten, das linke Bein bleibt vorne und fungiert in dieser Stellung als Standbein — es trägt den größten Teil Deines Körpergewichts. Dein rechter Fuß wird auf die Fußspitze beziehungsweise auf den Fußballen gestellt. Hebe Deine Arme und lege die Unterarme übereinander, wie Bismark es auf Bild 1 tut. Das ist die Anfangsposition.
Nun wird durch einen Sprung das Standbein gewechselt, das linke Bein wird im Ausfallschritt nach hinten gestreckt während das rechte Bein das neue Standbein wird. Gleichzeitig wird der ganze Oberkörper nach rechts gedreht, ohne die Stellung der Unterarme zu verändern.

Merke: Geht das rechte Beine nach vorne, wird der Oberkörper nach rechts gedreht. Geht das linke Beine nach vorne, wird der Oberkörper nach links gedreht.

Sofort nach der Landung im Ausfallschritt mit dem rechten Bein in der vorderen Position folgt aus der Bewegung heraus ein weiterer Sprung, um erneut die Beinstellung zu tauschen — das linke Bein geht wieder nach vorne und der Oberkörper dreht sich nach links.

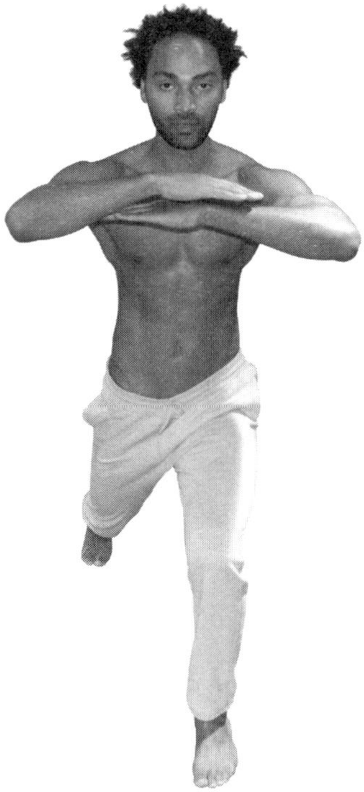

[1]

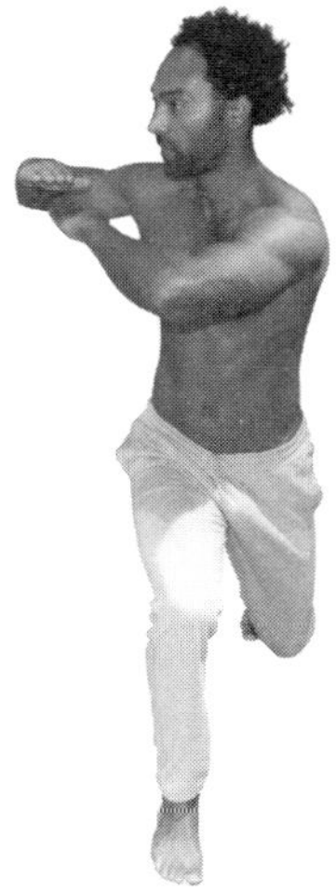

[2]

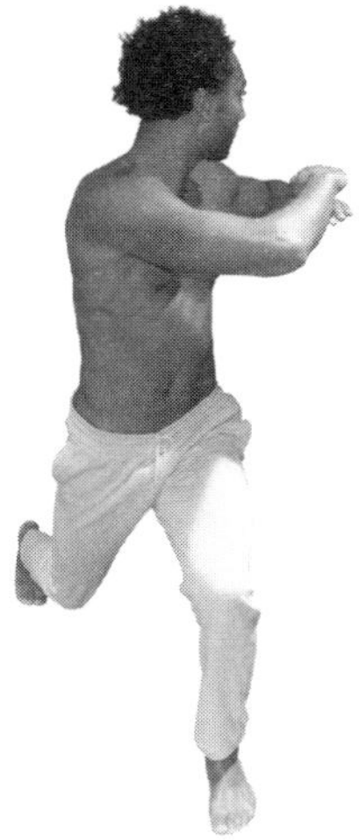

[3]

Nun dasselbe noch mal aus seitlicher Perspektive, damit hier keine Fragen offen bleiben.

Anzahl der Wiederholungen: 3 Runden, jeweils 20 Wiederholungen.

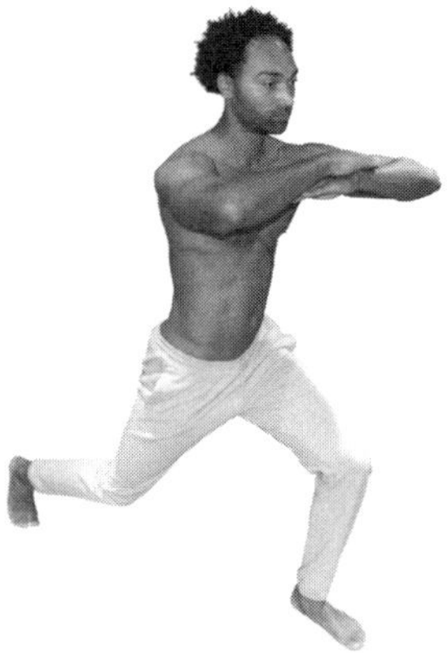

[4]

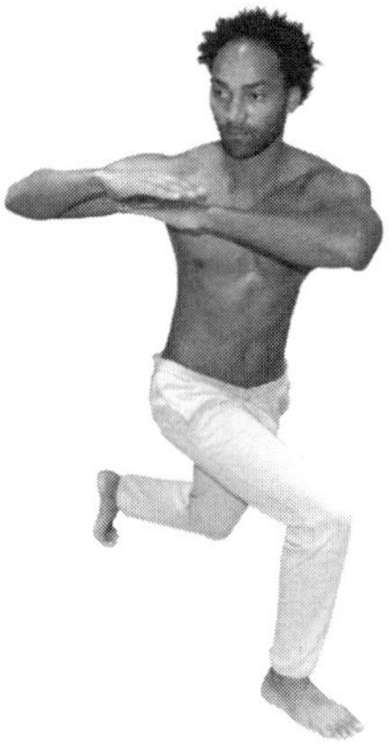

[5]

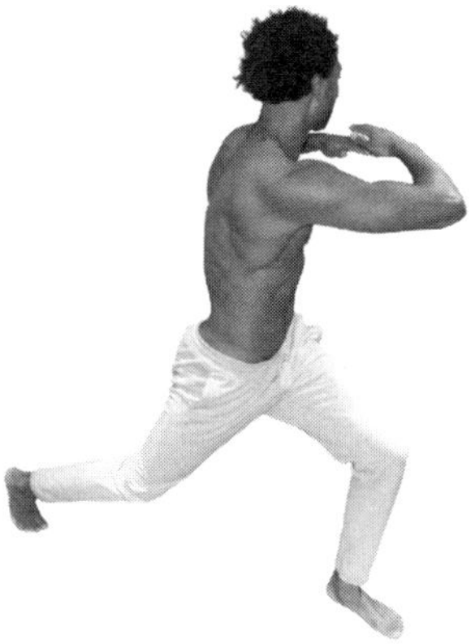

[6]

Anzahl der Wiederholungen: 3 Runden, jeweils 20 Wiederholungen.

### *4. L-Pull-ups*

Der L-Pull-up ist die schwierigste Variante des Klimmzugs, die in unserem 3D-Programm vorkommt. Wenn Du ihn beherrschst, bist Du auf einem hervorragenden Niveau angekommen. Er heißt L-Pull-up, weil Dein Körper dabei im Idealfall eine L-Form annimmt.

Für die Ausführung empfehlen wir Dir den Untergriff, die Handflächen zeigen also zu Dir. Der Daumen bleibt hier nicht auf der Seite der anderen 4 Finger, sondern wandert auf die andere Seite der Stange. Lass Dich zu Anfang wieder komplett durchhängen, mach die Arme lang. Diese Stellung siehst Du auf Bild 1.

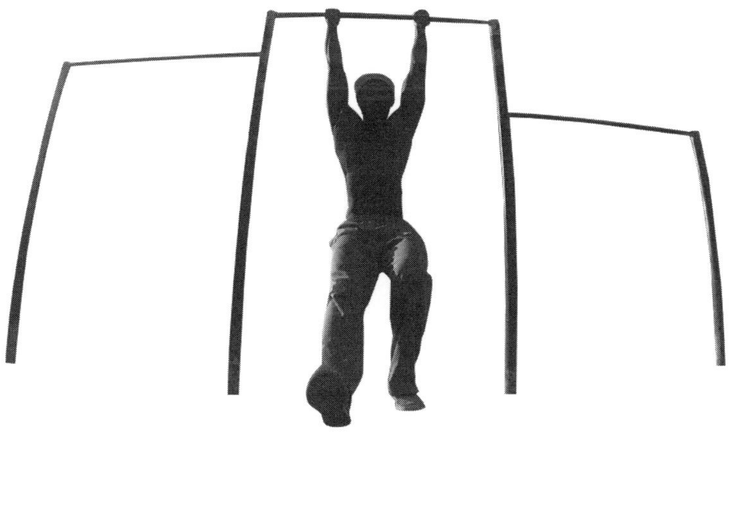

[1]

Nun solltest Du die Beine anheben. Ob Du sie spreizt wie auf Bild 2 oder eng zusammen lässt wie auf Abbildung 3 spielt keine Rolle, das kommt ganz auf Dich an.

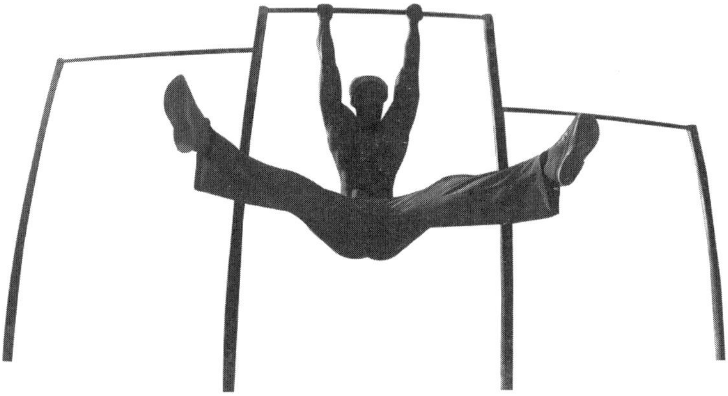

[2]

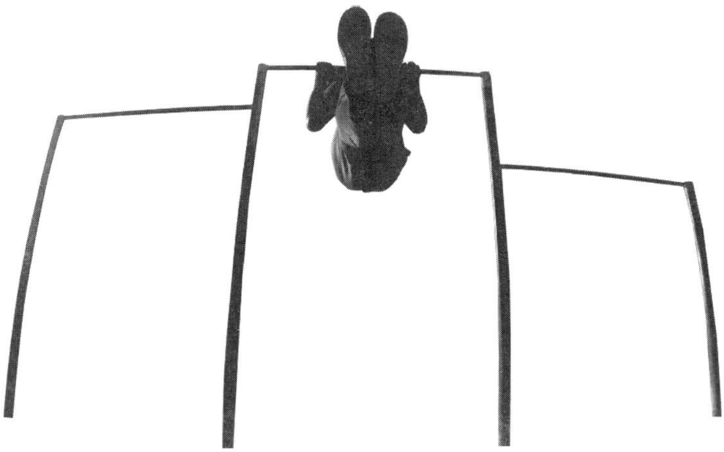

[3]

Hier die seitliche Perspektive, bei der Du besonders gut die L-Form des Körpers sehen kannst.

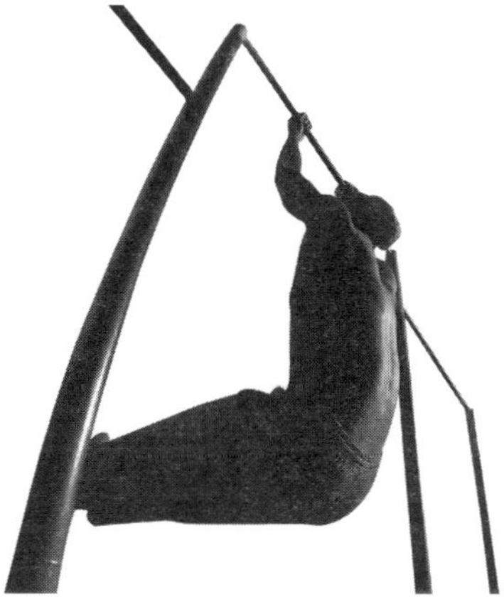

[4]

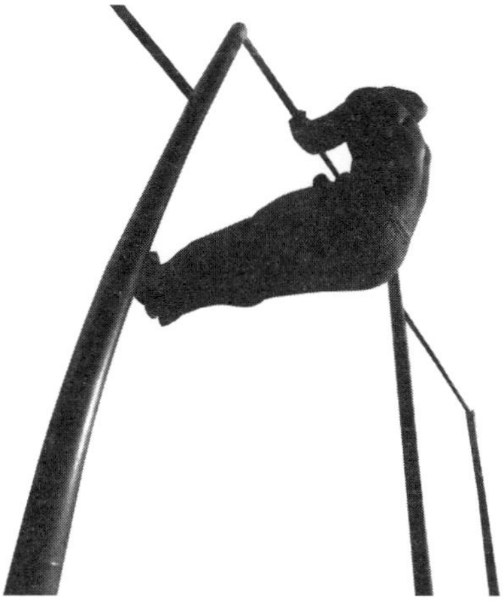

[5]

Ziehe Dich auf jeden Fall so weit nach oben, dass Dein Kinn über der Stange ist. Lass Dir beim L-Pull-up Zeit. Atme beim Hochziehen aus.

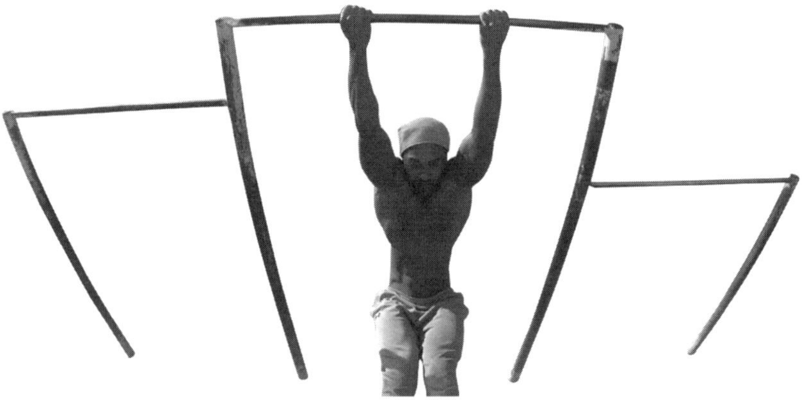

**[6]**

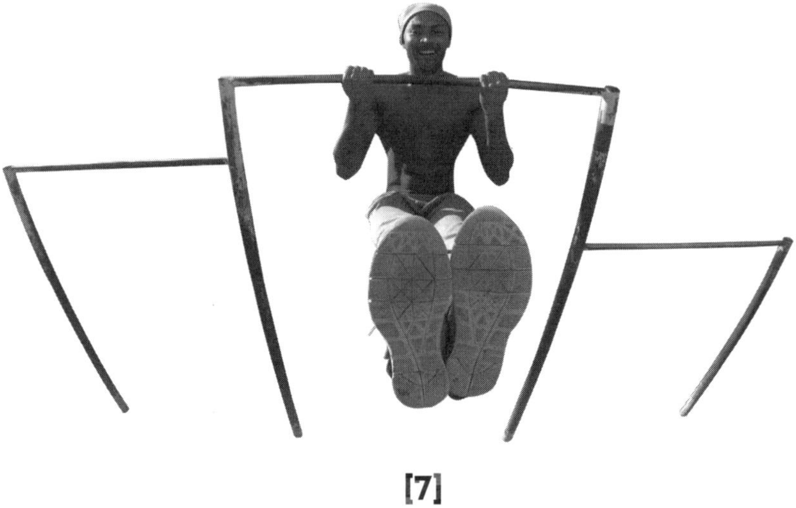

**[7]**

Anzahl der Wiederholungen: 3 Runden, jeweils 20 Wiederholungen.

Solltest Du es tatsächlich bewerkstelligen, das Pro-Programm in sauberer Ausführung wie vorgeschrieben absolvieren zu können, bist Du in Sachen Fitness bereits weiter gekommen als 99 % aller anderen Menschen da draußen. Du kannst also wirklich stolz auf Dich sein! Dein Ziel muss es nun sein, dieses hervorragende Niveau langfristig zu halten. Variiere Deinen Trainingsplan durch neue Übungen, erweitere ihn und gib weiter richtig Gas!

## DAS PRO-PROGRAMM NOCH EINMAL IN DER ÜBERSICHT

I. WARM-UP (jede Übung 30 Sekunden lang durchführen)

1. Hampelmann
2. Hampelmann nach vorne
3. Hampelmann mit Rotation
4. Hip Twist
5. Knieanziehen
6. Shaolin Punches

II. MOBILIZER (jede Übung dreimal 30 Sekunden lang im Zirkel durchführen)

1. Scapular Mobilizer mit Ausfallschritt, einarmig
2. Transversal Uppercut mit 360° Drive und beiden Armen
3. Lateral Step mit Kniebeuge und Diagonal Reach, beidseitig

III. WORKOUT (jede Übung dreimal im Zirkel durchführen)

1. Burpees (20 Wiederholungen pro Runde durchführen)
2. Liegestütze mit Rotation und abwechselndem Knieanziehen (20 Wiederholungen pro Seite und Runde durchführen)
3. Abwechselnde Ausfallschritte (20 Wiederholungen pro Runde durchführen)
4. L-Pull-ups (20 Wiederholungen pro Runde durchführen)

# RAUM FÜR NOTIZEN

# 8. ERNÄHRUNG

Eine ausgewogene, wohldurchdachte und regelmäßige Ernährung ist für den Traumkörper mindestens ebenso wichtig wie intelligentes und hartes Training. Für die Erreichung konkreter Figurziele sind die konsumierten Lebensmittel in den Augen der meisten Experten sogar noch bedeutender als die körperliche Betätigung.

Starten wir das Ernährungskapitel mit einem Beispiel für einen optimalen Tag eines Mannes:

1. Frühstück:

3 Rühreier, 200 g Hüttenkäse mit Blaubeeren, Birchermüsli.

2. Vormittagssnack:

Ein Apfel, eine Hand voll hochwertige Nüsse und 200 g Magerquark.

3. Mittagessen:

250 g Rindersteak mit einer Ofenkartoffel und Broccoli.

4. Nachmittagssnack:

250 g Magerquark mit frischer Ananas.

5. Abendessen:

250 g Lachs mit Salat, Balsamico-Essig und Olivenöl.

Dazu über den Tag verteilt mindestens 2 bis 3 Liter Wasser.

Kleine Einschränkung des obigen Ernährungsplans: Er ist perfekt, sofern Du ein normalgewichtiger und durchschnittlich großer Mann bist und Dich nicht in der totalen Massephase befindest, also nicht auf Biegen und Brechen Gewicht zulegen willst. Wenn Dir nämlich Bauchspeck vollkommen egal sein sollte und Du beispielsweise bei einem sehr niedrigen BMI unbedingt schnellstmöglich 20 Kilo

zulegen willst, sollten mehr Kalorien zugeführt werden. Der Plan müsste dann dementsprechend erweitert werden.
Egal, ob Du nun männlich oder weiblich bist oder Dich zu dünn oder zu dick fühlst: Wie Du siehst, sollte jede Mahlzeit eine Proteinquelle enthalten – hauptsächlich in Form von Fisch, Fleisch, Milchprodukten oder pflanzlichem Eiweiß wie Tofu, falls Du Vegetarier oder Vegetarierin bist.
Eiweiß ist der wichtigste Baustein Deiner Muskeln und sollte bei jeder Mahlzeit im Fokus stehen. Es besteht aus Aminosäuren, die auch für Dein Blut, Deine Knochen und Deine Hormone essentiell sind. Alle 2 bis 3 Stunden ist es Deinem Körper möglich, circa 30 g Eiweiß zu verarbeiten, wenn er sportlich gefordert wurde. Vielleicht sogar etwas mehr, exakt lässt sich das nicht bestimmen. Deshalb bietet sich ein dementsprechender Rhythmus der Mahlzeiten an. Längere Pausen über mehrere Stunden ohne Essen solltest Du eher vermeiden – und zwar völlig unabhängig davon, ob Du zu- oder abnehmen willst. Außerdem solltest Du immer im Kopf überschlagen, ob Du mit einer Mahlzeit auf die erforderlichen 30 g Proteine kommst. Fünf Mahlzeiten mit je 30 g Eiweiß macht 150 g pro Tag. Bei einem Körpergewicht von 75 kg würde das 2 g Eiweiß pro Kilo Körpergewicht entsprechen, was für einen Mann ein ausreichendes und durchaus empfehlenswertes Verhältnis wäre, egal wie Deine Zielsetzungen in Sachen Figur konkret aussehen.
Übrigens: Bei optimaler Ernährung sind Eiweißshakes und Pulver nicht nötig. Wir raten nicht generell davon ab, aber es lohnt sich meist mehr, in hochwertiges Biofleisch, unbehandelte Nüsse oder ähnliche Produkte zu investieren.

Kohlenhydrate dienen Dir als Energielieferanten über den Tag und für Dein Training. Je langkettiger und dadurch langsamer verdaulich die konsumierten Kohlenhydrate sind, desto besser: Vollkornbrot, Vollkornreis, Vollkornnudeln und Haferflocken aus dem vollen Korn sind am besten geeignet, um dauerhaft Energie zu liefern und den Blutzuckerspiegel konstant zu halten. Und genau das ist es, was Du brauchst: Einen Energieträger, der Dir gleichmäßig Energie liefert, um Deinen Blutzuckerspiegel nicht plötzlich abfallen zu lassen. Dann würdest Du nämlich schlapp machen. Zu diesem Zweck sind Vollkornprodukte immer zu bevorzugen. Das gilt nicht nur für Brot, sondern auch für alle anderen kohlenhydrathaltigen Lebensmittel.

Apropos Brot: Hier solltest Du darauf achten, echte Vollkornerzeugnisse zu kaufen. Das sogenannte Mehrkornbrötchen hat beispielsweise überhaupt nichts mit Vollkorn zu tun. Der Teig eines solchen Brötchens wird einfach dunkler gefärbt und die Körner oben drauf sind nicht mehr als Dekoration. Also lieber zu einem echten Vollkornbrötchen greifen – damit bist Du auf der sicheren Seite, wenn Du wirklich auf Vollkorn achten willst.

Schnelle Kohlenhydrate in Form von Zucker und Weißbrot solltest Du dagegen meiden, da die daraus gewonnene Energie sehr schnell verpufft. Dadurch bekommst Du bald wieder Hunger, zudem wirst Du durch den schnellen Abfall des Blutzuckerspiegels müde. Auch vom gesundheitlichen Standpunkt her ist von Zucker und Weißmehlprodukten abzuraten. Allein schon deshalb, weil Zucker Deine Zähne kaputt macht. Schnelle Kohlenhydrate sind nur zu einem Zeitpunkt sinnvoll: direkt nach dem Training. Etwas Traubenzucker oder vergleichbare schnell verfügbare Kohlenhydrate nach dem

Workout füllen schnell die Speicher wieder auf und sorgen sogar für eine bessere Eiweißverarbeitung im Körper. Das Protein wird so schneller zum Muskel transportiert.

Kohlenhydrate in größeren Mengen sind vor allem morgens zu empfehlen, um voller Energie in den Tag starten zu können. Abends solltest Du weniger Kohlenhydrate konsumieren als tagsüber – sie werden sonst möglicherweise als Fettvorrat gespeichert. Allerdings gilt dies nicht nur für Kohlenhydrate. Generell sollten Deine Mahlzeiten immer kleiner werden, je später es ist, vor allem wenn Du nicht zunehmen willst.

Damit sind wir bei einer scheinbar nie enden wollenden Ernährungsdiskussion angelangt. „Abendkalorien sind Morgenkalorien und deshalb nicht schädlich" gegen „kein Essen nach 18 Uhr"-Propaganda: Auch wenn sich Experten wie Laien ständig darüber streiten, ob üppige späte Mahlzeiten nun ungünstig für die Figur sind oder nicht, kann spätes Essen mit Sicherheit den Schlaf stören. Schließlich bedeutet die Verdauung großer Nahrungsmengen Arbeit für den Körper, die wiederum die Nachtruhe beeinträchtigen kann. Da ausreichend tiefer Schlaf aber sehr große Bedeutung für die positive Entwicklung Deines Körpers hat, ist es auf keinen Fall zu empfehlen, mit wirklich vollem Bauch ins Bett zu gehen. Wenn man will, könnte man mit diesem Argument die ganze Diskussion als beendet ansehen. Achte in jedem Fall darauf, dass die letzte Mahlzeit recht kurz vor dem Zubettgehen stattfindet und hauptsächlich aus einem Eiweißträger wie Magerquark, Hüttenkäse oder möglichst salzfreiem Fisch besteht.

Apropos Salz: Wir werden dieses für die Gesundheit problematische

Thema im zehnten Kapitel noch genauer erörtern, an dieser Stelle nun aber trotzdem schon mal folgender Rat: Vor allem abends solltest Du aus mehreren Gründen auf größere Mengen Salz verzichten. Erstens würde der durch Salz entstehende Durst Deinen Schlaf stören, Du wärst gezwungen, nachts mehrfach zur Wasserflasche zu greifen. Zweitens sorgt stark gesalzenes Essen am Abend dafür, dass Du am nächsten Morgen kaum die Augen aufbekommst und verquollen aussiehst. Teste diesen Effekt ruhig selbst und achte bei Gelegenheit darauf. Du wirst sehen, dass auch Du auf diese Weise reagierst.

Bei Fetten gilt es zu unterscheiden zwischen zwei Arten von Fett. Auf der einen Seite die ungesunden gesättigten Fette, die vor allem in tierischen Nahrungsmitteln wie Schweinefleisch oder Butter enthalten sind. Auf der anderen Seite die wichtigen ungesättigten und mehrfach ungesättigten Fette, die zum Beispiel in Lachs, Nüssen und Hülsenfrüchten vorkommen. Diese guten Fette und Fettsäuren schützen vor Krankheiten und Entzündungen, sind gut für Herz und Blutwerte und beschleunigen nebenbei sogar die Fettverbrennung. Wenn man abnehmen will, verliert man mit dieser Art von Fett im Ernährungsplan also schneller an Gewicht. Ja, auch wenn das für Dich vielleicht im ersten Moment komisch klingen mag — in diesem Fall macht der Konsum von Fett nicht fett, sondern schlanker! Wir werden auch deshalb im Kapitel über das Abnehmen namens „Ziel: Sixpack“ gesondert auf ungesättigte Fette zurückkommen.

Du solltest beim Einkaufen übrigens immer die sogenannten Nutrition Facts auf Lebensmittelverpackungen aufmerksam lesen und versuchen, sie bestmöglich verstehen zu lernen. Die Zutatenliste ist zum Beispiel dann sehr entscheidend, wenn Du Lebensmittelallergien hast oder Vegetarier bist — wenn Du also bestimmte Dinge unbedingt vermeiden musst oder willst. Auch aus gesundheitlichen Gründen sind viele Zutaten in Lebensmitteln bedenklich, zum Beispiel Konservierungs-, Farb- oder Aromastoffe. Neben der Zutatenliste sind aber vor allem die Werte von Fett, Kohlenhydraten, Proteinen und Kalorien wichtig. Generell gilt: Je mehr Du über die Inhaltsstoffe Deiner Nahrung weißt, desto besser.

Um echte Fortschritte in Sachen Figur zu machen, musst Du kein pedantischer Kalorienzähler werden. Grob solltest Du allerdings schon über die Kalorienmengen Deiner Ernährung Bescheid wissen. Bei „Brennwert" ist die zweite Zahl mit der Abkürzung „kcal" entscheidend — das sind die Kalorien, von denen wir meistens sprechen, genau genommen heißen die eigentlich Kilokalorien. Die erste Zahl bei „Brennwert" mit der Abkürzung „kj" bedeutet Kilojoule, eine Einheit, die weit weniger gebräuchlich ist. Du kannst Dich deshalb auf die Beachtung der Kalorien beschränken, um nicht durcheinander zu kommen.

Nun stellt sich das erste Mal die Frage, wie viel Kalorien Du pro Tag benötigst. Um Dir dazu einen Anhaltspunkt zu liefern, bietet sich das Konzept des Grundumsatzes an. Der Grundumsatz ist die Energiemenge, die der Körper in nüchternem Zustand bei völliger Ruhe und einer Umgebungstemperatur von 20 Grad Celsius benötigt. Er ist abhängig von Gewicht, Körpergröße, Geschlecht, Alter und Muskelmasseanteil an der Gesamtmasse. Näherungsweise beträgt der Grundumsatz bei Männern 1 kcal je 1 kg Körpergewicht und Stunde. Bei Frauen liegt er etwas niedriger, nämlich 0,9 kcal je 1 kg Körpergewicht und Stunde. Wenn Du als Mann also 75 kg wiegst, beträgt Dein Grundumsatz eines Tages mit 24 Stunden ungefähr 1 kcal x 75 x 24 = 1.800 kcal. Je größer, jünger und muskulöser Du bist, desto höher dürfte er aber tatsächlich liegen.

Dein tatsächlicher Kalorienbedarf liegt umso höher, je aktiver Du Deinen Tag gestaltest. Mit einem harten Sportprogramm nach einem stressigen Arbeitstag kann der beispielhafte 75-Kilo-Mann gut und gerne auf einen tatsächlichen Kalorienbedarf von 3.000 Kalorien kommen. Aber: Je weniger Du tust, desto näher liegen Dein Grundumsatz und Dein realer Kalorienbedarf beieinander.

Nun gilt folgende simple Regel: Wenn man an einem Tag mehr Kalorien verbraucht als man über Nahrung zuführt, nimmt man ab. Und wenn man an einem Tag weniger Kalorien verbraucht als man über Nahrung zuführt, nimmt man zu. Oder, anders ausgedrückt: Wenn der tatsächliche Kalorienbedarf unter der zugeführten Kalorienmenge liegt, wird der Körper Fettreserven anlegen. Wenn er darüber liegt, wird der Körper Reserven aufbrauchen und schlanker werden. Eigentlich ganz einfach, oder?

Laut neuesten Studien gibt es dabei allerdings klitzekleine Probleme. So absurd es anfangs klingen mag, aber Kalorien sind nicht gleich Kalorien. Kalorien aus Rohkost liefern im Endeffekt tatsächlich weniger Energie und machen weniger dick als Kalorien aus gekochten oder verarbeiteten Mahlzeiten. Das heißt, 200 Kalorien aus Salat sind anders einzuschätzen als 200 Kalorien aus Bratkartoffeln. Der Grund dafür ist folgender: Die Verdauung von gekochtem oder verarbeitetem Essen kostet den Körper weniger Energie als die Verdauung von rohen Nahrungsmitteln. Der erhöhte Energieverbrauch bei der

Verdauung von Ungekochtem müsste eigentlich von vornherein bei der Kalorienangabe abgezogen werden, wird er aber nicht. Die Kalorienanzahl auf der Verpackung bezieht diesen Effekt nicht mit ein. Es gilt deshalb folgende Faustregel: Kalorien aus ungekochtem Gemüse und Obst und anderen rohen Nahrungsmitteln müssen weniger stark in die tägliche Kalorienbilanz eingerechnet werden als Kalorien aus verarbeiteten oder gekochten Produkten. Je mehr gekochtes oder verarbeitetes Essen man täglich konsumiert, desto größer ist tendenziell auch die Gefahr, dick zu werden. Und je stärker verarbeitet ein Gericht ist, desto ungünstiger für die Figur. Am schlechtesten schneiden dabei industriell gefertigte Fertiggerichte ab — vermeide diese Art von Nahrungsmitteln deshalb konsequent! Sie machen übrigens nicht nur dick, sondern schaden auch Deiner Gesundheit.

Nun kommt es aber nicht nur auf den Grad der Verarbeitung der Nahrung an, wenn man effektive Kalorien berechnen will. Es gibt auch Unterschiede zwischen den drei Kalorienlieferanten Fett, Eiweiß und Kohlenhydraten. Auch in dieser Hinsicht gilt nämlich, dass eine Kalorie nicht gleich eine Kalorie ist. Zwar weist Fett mit über 9 Kalorien pro Gramm gegenüber 4 Kalorien pro Gramm Eiweiß und pro Gramm Kohlenhydrate die höchste Zahl auf, aber das ist nicht die ganze Wahrheit. Fett, Eiweiß und Kohlenhydrate haben nämlich eine unterschiedliche spezifisch-dynamische Wirkung. Diese beschreibt die Energie, die der Körper für den Ab- und Umbauprozess der einzelnen Nährstoffe benötigt. Dem Körper stehen danach nicht mehr alle Kalorien zur Verfügung, die ihm zugeführt wurden. Bei Kohlenhydraten und Fett liegt der ab- und umbaubedingte Kalorienverlust bei sehr geringen 5 Prozent. Beim Eiweiß gehen Experten dagegen von 20 bis 25 Prozent Verlust aus. Das bedeutet, dass pro Gramm Eiweiß lediglich 3 von 4 Kalorien in die Fettdepots wandern können. Irgendwie aber auch logisch und intuitiv einleuchtend, dass 1.000 Kalorien aus Hähnchenbrustfilet den Körper anders beeinflussen als 1.000 Kalorien aus Zucker oder Butter, nicht wahr? Fakt ist jedenfalls, dass Kohlenhydrate und Fett effektiv mehr Kalorien verursachen und auch deshalb als problematisch anzusehen sind. Außerdem beeinflussen speziell die Kohlenhydrate den Insulinspiegel negativ, während das eben erwähnte Hähnchenbrustfilet den Blutzuckerspiegel flach hält. Dies ist ein Grund, mit Kohlenhydraten besonders vorsichtig zu sein und sich wirklich auf Eiweiß zu konzentrieren, wenn man abnehmen will. Es liegt aber an Dir, Deine optimale Nährstoffzusammensetzung selbst zu finden — denn die hängt nicht nur von wissenschaftlichen Erkenntnissen, sondern auch von Deinem persönlichen Geschmack ab.

Um die Problematik von Kalorien, Eiweiß, Kohlenhydraten und Fett im Zusammenhang mit Ab- oder Zunehmen weiter zu verdeutlichen, gehen wir an dieser Stelle beispielhaft auf das Nahrungsmittel Nüsse ein. Nüsse sind vor allem wegen ihres Fettgehalts ein bis heute nicht unumstrittener Ernährungsbaustein, aber Du findest sie trotzdem in unserem Beispiel eines perfekten Tages. Schauen wir uns nun mal an, weshalb das so ist.

Waren sie früher von Ernährungs- und Diätexperten als zu fett und deshalb als Dickmacher verschrien, sind sie heute aus einem modernen Ernährungsplan fast nicht mehr wegzudenken. Mittlerweile haben die meisten Ernährungswissenschaftler einen völlig anderen Blick auf Nüsse. Sie sind der Meinung, dass den Nussknacker auszupacken und moderat Nüsse zu essen einem Körper deutlich mehr nützt als schadet — sowohl gesundheitlich als auch zum Abnehmen.

Nüsse sind kleine Kraftpakete, die nicht nur schmecken, sondern wirklich wertvoll sind. Die fett- und eiweißreichen Samen haben zwar einen hohen Kaloriengehalt, punkten aber mit lebensnotwendigen Vitaminen, Nähr- und Mineralstoffen.

Dazu kommt, dass das reichlich enthaltene Fett zu ausgesprochen großen Teilen gesundes Fett ist. Nüsse enthalten ungesättigte Fettsäuren, deren besondere Zusammensetzung die Blutfettwerte günstig beeinflusst. Dadurch können sie zum Beispiel den Cholesterinspiegel senken und Herzkrankheiten vorbeugen.

Damit sie allerdings wirklich nicht für Rettungsringe sorgen, sollte man Nüsse angesichts des Kaloriengehalts sehr bewusst und nur in geringen Mengen essen. Eine kleine Hand voll eignet sich hervorragend als Zwischenmahlzeit. So eingesetzt, können Nüsse dann tatsächlich sogar beim Abnehmen helfen.

Nun kommt es allerdings auch darauf an, welche Nüsse man zu sich nimmt. Verschiedene Arten von Nüssen zeichnen sich durch unterschiedliche Werte und Mineralstoffe aus.

Die Walnuss zum Beispiel enthält wertvolle Omega-3-Fettsäuren und Zink und ist deshalb sehr empfehlenswert. Übrigens: Zink gehört mit Magnesium zu den wenigen Stoffen, die sinnvoll durch Nahrungsergänzungsmittel wie Tabletten zugeführt werden können. Von Multivitamintabletten ist dagegen eher abzuraten, sie sind oft überdosiert, falsch zusammengesetzt, zu teuer und gesundheitlich bedenklich. Diese Produkte lohnen sich deshalb überhaupt nicht. Haselnüsse stecken voller Ballaststoffe, Lezithin und Vitamin E. Erdnüsse enthalten weniger Fett als andere Nüsse, sollten aber nur pur gekauft werden, also nicht geröstet und nicht gesalzen. Mandeln sind gute Eiweiß- und Vitaminlieferanten, auch ihr Fettgehalt ist relativ niedrig. Die Paranuss besteht dagegen zu drei Vierteln aus Fett. Ihre Pluspunkte sind aber große Mengen von Selen, Zink, Kupfer und Eisen. Auch für Cashews, Pecannuss und Macadamia gilt: Wertvolle Inhaltsstoffe, aber wegen des immensen Fett- und Kaloriengehalts bitte nur in geringen Mengen verzehren!

Bei diesem Thema sollten wir auch das Thema Speiseöle kurz näher beleuchten. Auch hier ist Fett nicht gleich Fett. Speiseöle enthalten natürlich immer viel Fett, aber es lohnt sich, genauer hinzuschauen. Empfehlen möchten wir an dieser Stelle zwei Arten von Speiseöl, nämlich Olivenöl und Rapsöl.

Kalt gepresstes Olivenöl ist ein reines Naturprodukt. Es wird trotz seines relativ geringen Anteils an mehrfach ungesättigten Fettsäuren von den meisten Ernährungswissenschaftlern wärmstens empfohlen. Rapsöl ist nach neuesten Erkenntnissen allerdings womöglich sogar noch gesünder. Es glänzt durch ein ideales Verhältnis von einfach und mehrfach ungesättigten Fettsäuren. Wenn Du Dir einen Salat machst oder kochst, solltest Du also auf eines dieser beiden Öle zurückgreifen. Zum Braten eignet sich Rapsöl besser, weil es weniger Probleme bei hohen Temperaturen macht. Für asiatisch angehauchte Gerichte ist ebenfalls Rapsöl vorzuziehen, weil es weniger Eigengeschmack als Olivenöl hat. Olivenöl passt eher zu Salat und mediterraner Küche, also italienischen oder griechischen

Gerichten. Ach ja, preislich ist Rapsöl übrigens deutlich günstiger als Olivenöl. Insgesamt also ein klarer Punktsieg für das Rapsöl, das von den meisten Menschen immer noch stark unterschätzt wird.

Apropos Salat: Aus gesundheitlichen Gründen und vor allem wenn Du Bauchspeck verlieren willst ist regelmäßiges Essen von Salat mit magerem Dressing wirklich zu empfehlen. Salat wurde von Ernährungswissenschaftlern jahrzehntelang unterschätzt und mehr oder weniger für grün gefärbtes Wasser gehalten. Heute weiß man aber, dass er sehr gute Eigenschaften besitzt und deshalb mehrmals in der Woche gegessen werden sollte — vor allem wenn man abnehmen will. Bei der Salatsorte kannst Du je nach Geschmack abwechseln, nur mit Rucola sollte man es nicht übertreiben — er ist angeblich am häufigsten mit Schadstoffen und Pestiziden belastet. Beim Dressing solltest Du auf Fertigprodukte möglichst verzichten, außerdem auf sahnehaltige Erzeugnisse und Salat-Creme.

Ein weiteres Nahrungsmittel, das besondere Betrachtung wert ist: Haferflocken aus dem vollen Korn. Ihr Brennwert liegt bei circa 360 Kalorien pro 100 g, was natürlich nicht gerade wenig ist. Allerdings sind sie ja genau dafür da — um morgens ausreichend Energie für den ganzen Tag zu liefern. Deshalb ist die Kalorienmenge von Haferflocken völlig in Ordnung. Ihr Eiweißgehalt liegt bei über 12 g — sehr beachtlich für ein Getreideprodukt. Der Kohlenhydratanteil ist mit 57 % erwartungsgemäß hoch, schließlich gelten Haferflocken als einer der Kohlenhydratspender schlechthin. Bemerkenswert ist außerdem, dass von diesen 57 g Kohlenhydraten auf 100 g Haferflocken der Gehalt an Zucker nur 0,7 g ausmacht. Das heißt, dass die enthaltenen Kohlenhydrate absolut sauber sind. Nun zum

Fett: 7 g, davon nur 1,3 g gesättigte Fettsäuren. Im Umkehrschluss heißt das, dass 5,7 g von diesen 7 g Fett ungesättigte oder mehrfach ungesättigte Fette sind. Also ist das in Haferflocken enthaltene Fett völlig unproblematisch. Ballaststoffe, die zum Beispiel für ein langes Sättigungsgefühl sorgen und gut für die Verdauung sind, erreichen mit fast 10 % ebenfalls einen sehr hohen Wert. Fazit: Haferflocken aus dem vollen Korn sind ein gesundes und praktisch perfektes Nahrungsmittel.

Kennst Du den Spruch „an apple a day keeps the doc away"? Der englische Volksmund hat nach neuesten wissenschaftlichen Erkenntnissen tatsächlich recht. Äpfel sind gesund für die Verdauung und beugen sogar Krebs vor. Um in den Genuss der vollen gesundheitlichen Wirkung eines Apfels zu kommen, solltest Du ihn nicht schälen. Es gibt eine ganze Reihe an wertvollen Phytonährstoffen, die sich in der Schale befinden. Auch die Kerne sind sehr gesund. Sie stecken voller Laetril, einer Substanz, die in der Krebstherapie verwendet wird.

Falls Du bereits einen gewissen Vorrat an Bauchfett angesammelt und nicht das Ziel haben solltest, Masseaufbau zu betreiben, solltest Du schleunigst etwas dagegen tun. Es ist dann an der Zeit, etwas verschärfter an die Sache heranzugehen. Ein dicker Bauch sieht unschön aus und steht in direktem Zusammenhang mit diversen Krankheiten. Die Frage, was man in Sachen Ernährung dagegen tun kann, werden wir im Kapitel „Ziel: Sixpack" im Einzelnen klären.

Hier eine kurze beispielhafte Einkaufsliste mit wichtigen Nahrungsmitteln, die in Zukunft nicht mehr in Deinem Haushalt fehlen sollten. Der Einfachheit halber ist diese Liste nach dem

Hauptbestandteil der Nahrungsmittel geordnet. Sie kann beliebig durch weitere hochwertige Lebensmittel erweitert werden.

Eiweißhaltige Lebensmittel: Eier, Magerquark, Hüttenkäse light, Harzer Käse, geriebener Light-Käse, Käseaufschnitt light, Thunfisch im eigenen Saft, Lachs, Garnelen, Putenbrustaufschnitt, Putenschinken, Hähnchenbrustfilet und Rumpsteak.

Kohlenhydratspender: Vollkornbrot, Vollkornreis, Vollkornmüsli, Reis- und Maiswaffeln, Kartoffeln, Süßkartoffeln, Haferflocken aus dem vollen Korn und Eiweißbrot, das sich durch recht hohen Eiweißanteil und einen moderaten Anteil Kohlenhydrate auszeichnet.

Nahrungsmittel, die hochwertiges Fett enthalten: Rapsöl, Olivenöl, hochwertige und naturbelassene Nüsse und Studentenfutter.

Gemüse: Salat, Spinat, Broccoli, Gurken, Peperoni und Tomaten.

Obst: Äpfel, Orangen, Beeren, Avocados und Ananas.

Zuckerersatz: Xylitol, lieber aber Stevia.

Sonstiges: Essig und Balsamico-Essig.

Mit all diesen Nahrungsmitteln kannst Du den am Anfang dieses Kapitels dargestellten perfekten Tag ganz einfach verändern und erweitern. Also zum Beispiel die angegebenen Eiweißquellen mit anderen Eiweißquellen ersetzen, beispielsweise Pute statt Rindersteak. Genauso funktioniert das mit den Kohlenhydratspendern, Du kannst die Ofenkartoffel durch Vollkornreis ersetzen und immer wieder abwechseln – wie es Dir gefällt. Gleiches gilt für den Broccoli aus unserem Beispiel eines perfekten Tages. Wenn Du keinen Broccoli magst, isst Du eben Spinat, Blumenkohl oder Rotkraut. Der Fantasie sind wie immer keine Grenzen gesetzt.

Vor allem viele Bodybuilder, aber auch ein Großteil aller anderen

Männer vernachlässigen Gemüse. Das ist nicht ratsam und sehr ungesund. Außerdem enthält Gemüse praktischerweise sehr wenig Fett – von wenigen Ausnahmen wie Oliven und Sojabohnen mal abgesehen. Dafür ist das enthaltene Fett aber sehr wertvoll. Auch Avocados enthalten sehr viel gutes Fett, werden aber tatsächlich zu Obst gezählt.

Du bist, was Du isst, achte also immer auf Frische und Qualität Deiner Lebensmittel. So viel sollten Dir Dein Körper und Deine Gesundheit wert sein – diese sind Dein wichtigster Schatz! Vermeide unbedingt fertig zubereitete Tiefkühlprodukte und anderen Junkfood, koche lieber selbst mit frischen Zutaten. Fertiggerichte aus dem Supermarkt oder dem Discounter sind fast immer totaler Müll – absolut ungesund und vollkommen ungeeignet, um einen Traumkörper zu bekommen. Wie Du am Beispiel eines perfekten Tages siehst, sind viele kleine Mahlzeiten über den Tag verteilt vorteilhaft. Ein Abstand von zwei bis drei Stunden ist dabei optimal. Lasse nie eine Mahlzeit aus. Wenn Du erfolgreich werden willst, musst Du das Essen fest in Deine Tagesplanung integrieren – räume Deinen Mahlzeiten die Priorität ein, die nötig ist.

Ein großer Teil der arbeitenden Bevölkerung lässt das Frühstück ausfallen, isst in der Mittagspause Fastfood und hat nach Feierabend dadurch riesigen Kohldampf. Dann schlagen sich die Leute den Bauch voll und liegen faul auf der Couch, während die Kalorien wunderbar als Fettreserve angelegt werden. Weshalb der Körper Reserven anlegt, ist klar: Durch die langen Phasen des Hungers rechnet er auch für die Zukunft mit weiteren solcher Mini-Hungersnöte. Um für diese kargen Zeiten gewappnet zu sein, legt er Notrationen an, wann immer er dafür genug Kalorien auf einen Schlag zugeführt bekommt. Im Klartext: Bei jeder größeren Mahlzeit speichert er Fett, wenn er in letzter Zeit Hungerphasen überstehen musste. Dein Körper ist ein System, das sich selbst bestmöglich zu erhalten versucht. Lerne dieses System zu verstehen!

Du solltest deshalb nie großen Hunger entstehen lassen, sondern stets regelmäßig essen. Vier bis sechs maßvolle Mahlzeiten pro Tag sind optimal. So bist Du immer mit ausreichendem Sättigungsgefühl gesegnet und bestens leistungsfähig. Deine Muskulatur wird konstant mit allen nötigen Nährstoffen versorgt, um erhalten zu bleiben und gegebenenfalls zu wachsen.

Übrigens gilt für Durst dasselbe wie für Hunger: Vermeide ihn! Egal ob Dein Ziel schon ein Waschbrettbauch oder im Moment noch echter Masseaufbau ist — Durst ist genau so kontraproduktiv wie Hunger, wenn es um die Erreichung Deines Figurziels geht. Wenn Du die Zielsetzung Sixpack verfolgst, ist eine regelmäßige Versorgung des Körpers mit Essen und Wasser nötig, damit er körpereigene Fett- und Wasserreserven aufgibt. Man muss ihn einfach dazu bringen, Fett- und Wasserreserven nicht mehr als nötig zu erachten, weil er immer gut versorgt ist und nie längere Zeit auf etwas verzichten muss. Beim Ziel Masseaufbau ist konstante Versorgung der Muskeln mit eiweißhaltiger Nahrung und Wasser unabdinglich, um Muskelwachstum überhaupt zu ermöglichen. Muskeln wachsen in den Ruhephasen zwischen den Trainingseinheiten. Zugeführte Eiweiße werden dann in das Muskelgewebe integriert. Mehr zum Erreichen eines Sixpacks und echtem Masseaufbau findest Du in den kommenden Kapiteln.

Dein Körper ist ein System, das auf Einflüsse von außen reagiert. Behandelst Du Deinen Körper gut, wird man das sehen. Wenn nicht aber leider auch! Gute Behandlung heißt sportliche Betätigung, regelmäßige Versorgung mit Nährstoffen wie Eiweiß und Vitaminen und ausreichend Wasser. Nicht nur, dass Du auf diese Weise den Körper Deiner Träume erreichen kannst, Du bist dabei auch noch maximal leistungsfähig, weil Du nie Hunger oder Durst leiden musst. Eigentlich ein sehr schönes Leben, oder nicht?
Einige Einschränkungen gibt es allerdings schon, wenn man eine wirklich fantastische Figur erreichen möchte. Fastfood, Süßigkeiten und Alkohol sollten von nun an nur noch eine kleine Nebenrolle spielen. Du musst nicht unbedingt komplett auf diese Dinge verzichten, aber nur noch selten und in Maßen zu Dir nehmen und dabei sehr bewusst genießen. Gönne Dir zum Beispiel einen Tag in der Woche, an dem gesündigt werden darf – sofern Du dann ab dem nächsten Tag wieder für sechs Tage diszipliniert lebst. Dieses Ernährungskonzept mit einem sogenannten Fresstag in der Woche, an dem man sich in gewissem Rahmen Alkohol, Fettes, Süßes und Salziges gönnen kann, hat viele Vorteile und ist zielsetzungsunabhängig anwendbar. Das heißt, ob man eher ab- oder eher zunehmen will spielt dabei eigentlich kaum eine Rolle. Das Fresstags-Konzept ist in jedem Fall sinnvoll. Alkohol beispielsweise ist für die Erreichung aller Figurziele prinzipiell kontraproduktiv und sollte deshalb so oder so höchstens einmal pro Woche konsumiert werden.
Wenn wir schon beim Thema Alkohol sind: Es kommt dabei nicht nur darauf an, Tage mit Alkoholgenuss möglichst zu minimieren. Es geht auch darum, in welcher Form man Alkohol zu sich nimmt.

Bier beispielsweise enthält Hopfen, dessen Bitterstoffe im Körper ähnlich wie Östrogene, also weibliche Hormone, wirken. Auch daher kommt die häufig vorkommende körperliche Verweiblichung starker Biertrinker – die sogenannten Biertitten. Natürlich schadet das ein oder andere Bierchen pro Monat einem Mann nicht, aber regelmäßiger Konsum ist kritisch zu sehen. Besser mit dem goldenen Gerstensaft nicht übertreiben! Übrigens auch, weil Bier von allen Alkoholika am meisten appetitanregend wirkt. Der berühmt-berüchtigte Bierbauch kommt nämlich hauptsächlich davon, dass man nach einigen Bierchen übermäßigen Heißhunger entwickelt. Aus diesem Grund ist Bier auch für Frauen nicht das Gelbe vom Ei, auch wenn sie die hormonelle Problematik natürlich weniger tangiert.

Eine gute Alternative zu Bier ist übrigens hessischer Apfelwein. Apfelwein ist bekömmlich und lecker, macht mit einem Alkoholgehalt von etwas über fünf Prozent genau so lustig wie Bier, aber verursacht kaum Kater. Die Vorteile des Apfelweins gegenüber Bier liegen klar auf der Hand: Keine östrogenähnlichen Stoffe, viel weniger Kalorien, dafür jede Menge Mineralstoffe. Er muss auch nicht unbedingt aus Hessen kommen, französischer Cidre und englischer Cider haben ähnlich positive Eigenschaften.

Übrigens – auch Wein aus Trauben sagt man nach, dass er weniger schädlich für die Figur sei als Bier. Sogar gesund soll moderater Konsum von Wein sein, wenn man einigen Quellen Glauben schenken darf. Vor allem in der Schale der Weintraube sollen Stoffe enthalten sein, die beispielsweise der Arterienverkalkung vorbeugen können. Diese Wirkung dürfte dann allerdings eher für den Konsum von Rotwein gelten, denn nur bei dessen Produktion werden Traubenschalen verwendet — Weißwein wird hingegen vollkommen ohne Schalen hergestellt. Dafür scheint Weißwein besser zum Abnehmen geeignet zu sein als Rotwein. Auch wenn der Kaloriengehalt bei beiden fast gleich ist, hat sich Weißwein in Untersuchungen sogar als Abnehmhilfe herausgestellt. In wissenschaftlichen Studien nahmen Versuchsteilnehmer, die zu ihrer kalorienreduzierten Diät täglich ein Glas Weißwein tranken, mehr ab als die, die darauf verzichteten. Dieser Effekt soll auf den höheren Säuregrad des Weißweins zurückzuführen sein, der dem Magensaft ähnelt und deshalb die Verdauung unterstützt.

Schnaps und alle hochprozentigen Alkoholika solltest Du generell meiden. Sie enthalten sehr viele Kalorien. Einige besonders körperbewusste Menschen, zu denen auch bekannte Fotomodels gehören, schwören zwar auf Wodka mit Soda und andere möglichst kalorienarme Mischgetränke, die Schnaps enthalten. Besser ist es aber, von allem die Finger zu lassen, was über 15 % Alkohol enthält. Abgesehen davon, dass Alkohol wie gesagt — wenn überhaupt — sowieso nur einmal pro Woche erlaubt sein sollte.

Auf Deinen Hormonspiegel solltest Du ernährungstechnisch immer besonders aufpassen, wenn Du ein Mann bist. Dazu solltest Du wissen, welche Nahrungsmittel Deine Hormone ungünstig beeinflussen können. Nicht nur Bier, sondern auch Lakritz ist beispielsweise schädlich für den Spiegel des wichtigsten Männlichkeitshormons, Testosteron. Männer sollten entsprechenden Konsum also eher vermeiden.

Die meisten Männer leben leider nicht testosteronbewusst und wundern sich dann, warum sie nie einen wirklich männlichen Körper erreichen. Sie schaden ihrem Testosteronspiegel ständig, statt auf ihn zu achten. Wie in der Einführung bereits erläutert, ist ein niedriger Spiegel des Männlichkeitshormons für Männer nicht weniger als eine Katastrophe. Testosteron ist für fast alles verantwortlich, was einen Mann ausmacht. Testosteronmangel geht mit Muskelschwund einher, von erhöhtem Schmerzempfinden, Osteoporose und fehlender Motivation ganz zu schweigen. Deshalb muss es für alle Männer heißen: Testosteron treiben und Östrogen meiden!

Nun eine schlechte Nachricht für männliche Vegetarier: Soja-Produkte, zum Beispiel der gern als Fleischersatz genutzte Tofu, enthält ebenso wie Bier gewisse Stoffe, die ähnlich wie Östrogene im Körper wirken. Es gibt noch keine konkreten wissenschaftlichen Erkenntnisse darüber, dass Soja-Produkte zur Verweiblichung von Männern führen können, aber es spricht einiges dafür. Für regelmäßigen oder gar übermäßigen Konsum sind sie also nicht unbedingt empfohlen, wenn man als Mann hinsichtlich Testosteron auf der sicheren Seite sein will. Frauen brauchen sich wie im Falle von Bier und Lakritz darüber keine Gedanken zu machen.

Leider gibt es noch mehr Nahrungsmittel, die testosteronschädlich wirken können. So wichtig hoher Wasserkonsum für Wohlbefinden und Gesundheit ist, so stark kann die falsche Wahl einer Wassersorte den Hormonspiegel negativ beeinflussen. Vor allem Männer mit Fitnessambitionen müssen sich deshalb genau überlegen, in welcher Form sie Wasser zu sich nehmen. Wasser gibt es aus dem Hahn, aus Plastik- und aus Glasflaschen. Vergleichen wir doch mal ...

Leitungswasser wird in Deutschland strenger geprüft als

Mineralwasser aus dem Supermarkt oder dem Discounter, enthält aber laut Studien trotzdem Rückstände von Hormonen der Antibabypille: Ethinylestradiol, also synthetisches Östrogen. Außerdem kann man Mineralstoffgehalt und Geschmack getrost vergessen und man braucht eine Menge Vertrauen gegenüber den Rohren der eigenen Behausung — der Wasserversorger haftet nämlich nur für die Qualität des Wassers bis zum Haus, danach nicht mehr. Die Vorteile von Leitungswasser sind dagegen klar: Unschlagbar günstig, schnell und einfach in jeder Menge verfügbar.

Wasser aus Plastikflaschen ist leider ebenfalls nicht ganz unbedenklich. Plastikflaschen länger angebrochen stehen zu lassen, vor allem in der Sonne, scheint wenig empfehlenswert zu sein. So entstehen Chemikalien, die dem weiblichen Sexualhormon Östrogen ähneln. Erstaunlicherweise wurden diese aber auch schon direkt nach dem Kauf im Supermarkt nachgewiesen. Manches Mineralwasser aus Plastikflaschen besitzt laut einer Studie der Universität Frankfurt hormonell betrachtet die Qualität von Kläranlagenabwasser — Weichmacher & Co. sind dafür verantwortlich. Solche Plastikverpackungen sind übrigens nicht nur bei Mineralwasser ein kritisches Thema. Auch Verpackungen anderer Lebensmittel wie Quark, Joghurt und Fleisch geben Weichmacher und östrogenähnliche Stoffe an den Inhalt ab, die so in den menschlichen Körper gelangen und Unheil anrichten können.

Bezüglich der Mineralstoffe sieht es beim Plastikflaschen-Mineralwasser besser aus als bei Leitungswasser. Zur Frage, wie wichtig Mineralstoffe aus Wasser für den Menschen überhaupt sind, kommen wir allerdings gleich noch ...

Mineralwasser aus Glasflaschen hat meist den höchsten Mineralstoffgehalt und ist am wenigsten hormonbelastet. Geschmacklich ist es außerdem ganz weit vorne. Dafür ist die Verpackung schwer, unpraktisch und sogar gefährlich wenn sie bricht. Und Wasser in dieser Verpackungsart ist durchschnittlich am teuersten.

Fazit: Leitungswasser und Wasser aus Plastikflaschen zugunsten von Mineralwasser aus Glasflaschen zu reduzieren ist nicht nur hormonell betrachtet die sicherste Lösung, aber auch die teuerste und unpraktischste.

Allerdings ist die Bedeutung von Mineralwasser für die Ernährung eines normalen, gesunden Menschen gering. Eine Untersuchung zur ernährungsphysiologischen Bedeutung von Trinkwasser in Deutschland zeigte im Jahr 2009, dass der Bedarf an Mineralstoffen vor allem durch feste Nahrung gedeckt wird. Im Klartext: Mineralwasser oder Leitungswasser – in dieser Hinsicht eigentlich ziemlich egal! Deshalb ist auch der Blick auf die Nutrition Facts verschiedener Mineralwassermarken zwar ganz interessant, aber am Ende nicht entscheidend für Deine tatsächliche Versorgung mit Mineralstoffen.

Um diese Tatsache zu illustrieren, brauchen wir nur einen Blick auf Calcium zu werfen. Calcium ist ein für den Menschen sehr wichtiger Mineralstoff und wesentlicher Bestandteil von Knochen. In einem herkömmlichen stillen Mineralwasser aus dem Supermarkt findet man üblicherweise rund 60 mg Calcium pro Liter. Klingt nicht schlecht, magst Du nun denken. Betrachten wir allerdings den durchschnittlichen Tagesbedarf eines Mannes, so relativiert sich diese Zahl schnell – der liegt nämlich bei circa 1.000 mg. Ein solcher Wert kann also niemals auch nur ansatzweise durch Wasserkonsum erreicht werden, dafür aber beispielsweise durch den Genuss von 100 g Schnittkäse. Ja, nur lächerliche 100 g Käse enthalten bis zu 1.000 mg Calcium und decken damit den gesamten Tagesbedarf eines Mannes. Nun dürfte klar sein, warum es bei der täglichen Mineralstoffversorgung überhaupt nicht auf Mineralwasser ankommt, sondern auf das richtige Essen.

Übrigens, falls Du mehr auf Wasser mit Geschmack stehst: Was Softdrinks angeht, solltest Du den Konsum auf keinen Fall übertreiben – im Gegenteil! Normale Cola und Limonaden enthalten Unmengen Zucker, während die Süßstoffe der Light-Versionen im Verdacht stehen, krebserregend zu sein und ungünstige Auswirkungen auf den Insulinhaushalt zu haben. So könnten sie über Umwege trotz Null-Kalorien-Versprechen nicht nur doch dick machen, sondern auch Diabetes verursachen. Fazit: Gesundheits- und Rettungsringgefahr, also Finger weg!

Hinsichtlich Durststiller wirklich zu empfehlen ist dagegen grüner Tee. Grüner Tee soll gegen Alzheimer, Multiple Sklerose, Diabetes, Darm- und Prostatakrebs und sogar beim Abnehmen helfen. Viel ist davon zwar noch nicht hinreichend wissenschaftlich belegt, aber es deutet einiges darauf hin, dass grüner Tee zum Essen getrunken positive Folgen hat. So soll er bewirken, dass sich der Blutzuckeranstieg nach einer Mahlzeit halbiert. Insbesondere für die Gefäßgesundheit wäre dieser Effekt von großem Vorteil.

So viel zu allgemeinen Ernährungstipps und Wissenswertem aus diesem Bereich. In den beiden nächsten Kapiteln werden wir uns den konkreten Zielen Masseaufbau und Waschbrettbauch zuwenden und Dir dafür spezielle Ratschläge für Deinen Weg zum Traumkörper geben. Vor allem der folgende Abschnitt „Ziel: Masseaufbau“ richtet sich eher an Männer, da sich erfahrungsgemäß die wenigsten Frauen für extremen Muskelaufbau interessieren.

# 9. ZIEL: MASSEAUFBAU

Zuerst ist in diesem Kapitel zu klären, was wir mit Masseaufbau eigentlich meinen. Also: Was heißt Masseaufbau ganz genau?
Die Begriffe Masseaufbau und Muskelaufbau sind sorgfältig voneinander zu trennen, sie haben vollkommen unterschiedliche Bedeutung. Masseaufbau ist die Voraussetzung für in großem Stil stattfindenden Muskelaufbau. Das Wort Masse steht dabei für Muskeln und Fett. Fettfreier Aufbau von Muskeln funktioniert nämlich nur auf eher niedrigem Niveau, aber nicht in größeren Ausmaßen und schon gar nicht in kurzer Zeit – jedenfalls sofern man auf Steroide & Co. verzichtet. Wenn ein sehr schlanker Mann große Mengen an Muskeln zeitnah aufbauen will, muss er eine gleichzeitige Vergrößerung der eigenen Fettreserven in Kauf nehmen. Nur wenn man den ganzen Körper insgesamt zum Wachsen bringt, ihn dauerhaft in einen sogenannten anabolen Zustand versetzt, wachsen auch die Muskeln so richtig. Die Körpermasse vergrößert sich dann und Fett und Muskeln werden mehr.
Ein schlanker Mann mit niedrigem BMI, der zielgerichtet auf Muskeln und einen definierten Körper hinarbeitet, muss zuerst über viele Monate richtig Masseaufbau betreiben und dann sinnvoll abnehmen. Sinnvoll abnehmen heißt die Muskelmasse möglichst bewahren und das Fett abziehen. Allgemein muss der Masseaufbau für einen untergewichtigen Mann oberste Priorität vor allen anderen möglichen Figurzielen haben. Alle anderen Ziele wie ein Waschbrettbauch rücken erst in einem zweiten Schritt in den Fokus. Es handelt sich dabei also um ein langfristiges, umfangreiches und

ehrgeiziges Projekt, so wie es Kolja in seinem Vorwort aus eigener Erfahrung beschrieben hat.

Muskel- und Masseaufbau fällt manchen Männern alles andere als leicht. Vor allem wirklich dünne Männer mit einem BMI von deutlich unter 20 müssen viel harte Arbeit investieren, um zu einer männlicheren Figur zu kommen.

Dennoch gibt es mit Sicherheit schlimmere Schicksale, als zu dünn zu sein. Dünne Menschen dürfen nämlich im Gegensatz zu allen anderen essen, was sie wollen. Bei einem BMI von unter 20 sollte ein Mann bei jeder Mahlzeit immer so viel essen, wie er kann — und zwar große Mengen von Eiweißquellen wie Fleisch, Quark, Eiern und Milch, hochwertige Kohlenhydratlieferanten wie Reis und Kartoffeln und auch hochwertiges Fett, beispielsweise aus Fischgerichten. Generell gilt ganz einfach: Je mehr gegessen wird desto besser! Zunehmen ist für manche Männer ein echter Fulltime-Job.

Erinnere Dich bitte kurz an das letzte Kapitel und die Ausführungen über den Grundumsatz: Wenn man an einem Tag mehr Kalorien verbraucht als man über Nahrung zuführt, nimmt man ab. Und wenn man an einem Tag weniger Kalorien verbraucht als man über Nahrung zuführt, nimmt man zu. Folglich musst Du mit dem Ziel Masseaufbau alles daran setzen, jeden Tag Deinen tatsächlichen Kalorienumsatz durch Essen zu überbieten.

Wie bereits erwähnt haben viele schlanke Männer mit dem Zunehmen ernste Probleme. Sie müssen sich deshalb gewissenhaft an Regeln halten. Vor allem an die Maßgabe, alle zwei oder drei Stunden 30 g Eiweiß zuzuführen. Und bei jeder Mahlzeit so viel zu essen wie möglich!

Bei wirklich harten Fällen ist Vollmilch mit 3,5 % Fett eine echte Geheimwaffe: Wenn nichts anderes hilft, sollte möglichst viel Vollmilch am Tag getrunken werden — am besten nach jeder Mahlzeit ein großes Glas. Bei fünf Mahlzeiten würdest Du so auf fast zwei Liter kommen, das wäre optimal. Damit nehmen auch die dünnsten Männer schnell an Masse zu. Wichtig ist, Milch immer erst nach dem Essen zu trinken, da sonst Appetit und Hungergefühl während der Mahlzeit verloren gehen würde. Milch ist schließlich stark sättigend! Außerdem sollte ein dünner Mann ein intelligentes, auf ihn zugeschnittenes Sportprogramm absolvieren. Dieses sollte generell etwas weniger aus Ausdauersportarten bestehen, weil dabei zu viele Kalorien verbraucht werden. Das Leben sollte auf regelmäßiges Essen, Trainieren und Schlafen ausgerichtet werden. Mit Untergewicht sollte man im Übrigen nicht zu häufig trainieren, sondern höchstens dreimal pro Woche. Und: Bitte eher kurz und heftig arbeiten als lang und möglicherweise auch noch schnarchig! Stundenlanges Training verbrennt viel Kalorien, Fett und sogar Muskelmasse und bringt deshalb unter dem Strich weniger Massezuwachs als ein schnelles, hartes Programm.

Sämtliche Übungen sollten spätestens nach einigen Wochen oder Monaten variiert oder sogar komplett ausgetauscht werden, um Gewöhnung des Körpers an bestimmte Übungen zu vermeiden. Erfolgreicher Muskelaufbau gelingt nur durch das ständige Überraschen des eigenen Körpers, um immer wieder möglichst intensiven Muskelkater zu erzeugen. Muskelkater an den trainingsfreien Tagen ist zugegebenermaßen nicht der einzige, aber ein ziemlich wichtiger Indikator für wirkungsvolles Training.

Viel Erfolg und Freude bei Deinem Masseaufbau!

# 10. ZIEL: SIXPACK

In diesem Kapitel klären wir, wie es möglich ist, drastisch abzunehmen und den Körperfettanteil so weit zu reduzieren, dass die Bauchmuskeln sichtbar werden. Sichtbare Bauchmuskeln durch geringe Speckschicht und wenig Wasser unter der Haut – nichts anderes ist ein Sixpack. Riesengroße, unglaublich austrainierte Bauchmuskeln spielen dabei eine weitaus geringere Rolle als die meisten Menschen glauben. Entscheidend ist vielmehr ein Körperfettanteil, der mindestens unter 15 % oder besser unter 10 % liegt. Genau das sorgt für den begehrten Waschbrettbauch-Effekt.
Wir werden uns in diesem Kapitel stärker um Ernährungsfragen als um Tipps in Sachen Training kümmern. Schließlich sind sich die meisten Experten bei diesem Thema einig: Der Kampf um ein Sixpack wird am Esstisch gewonnen und weniger beim Sport. Für einen Sixpack braucht niemand zwei Stunden Bauchtraining pro Tag, ausreichend Know-How und Disziplin in Sachen Ernährung genügen.
In Fitnessstudios trifft man oft Leute, die mit beeindruckendem Spezialwissen zum Thema Ernährung glänzen. Sie werfen mit schwierigsten Fachausdrücken um sich und scheinen einfach alles zu wissen. Auch in den Bereichen Medizin und Humanbiologie kennen sie sich bestens aus und dominieren damit jede Diskussion über Ernährungsstrategien und vergleichbare Themen. Seltsam nur, dass sie meist nicht besser aussehen als Leute ohne dieses Expertenwissen, sondern im Durchschnitt sogar eher schlechter. Warum das so ist? Ganz einfach – weil man kein ultrageheimes Spezial-Know-How

oder einen Doktortitel in Ernährungswissenschaften braucht, um einen tollen Körper zu formen. Außerdem sollte man nie etwas komplizierter machen als es ist. Eigentlich ist nämlich alles ganz einfach. Ja, auch Abnehmen ist im Prinzip ganz einfach, zumindest theoretisch. Schwieriger gestaltet sich eher die Praxis — und auf die kommt es an! Das tollste Wissen bringt nichts, wenn man es nicht anwendet ...

Wie wir bereits besprochen haben, gilt folgende Regel: Wenn man nicht mehr Kalorien zu sich nimmt als man verbrennt, wird man nicht fett. Easy, oder? Also einfach den eigenen täglichen Kalorienumsatz unterbieten und schon nimmt man ab! Dieser Umkehrschluss gilt selbstverständlich genau so.

Die drei Hauptbestandteile einer vollwertigen Ernährung sind — wie wir bereits gezeigt haben — Eiweiß, Kohlenhydrate und Fett. Nun sind Proteine als essentielle Bestandteile von Muskulatur, Knochen und Blut absolut unentbehrlich. An ihnen darf nie gespart werden. Um hinsichtlich der zugeführten Kalorien unter dem eigenen Grundumsatz zu bleiben, bieten sich also hauptsächlich zwei Optimierungsstrategien an: Entweder man vermeidet Kohlenhydrate oder man vermeidet Fett. Eine dritte Variante wäre, Kohlenhydrate und Fette in der Nahrung gleichermaßen zu reduzieren. Auch das ist erfolgversprechend, allerdings entsteht auch bei dieser Diät meist automatisch eine Tendenz zu einer der beiden eben genannten Strategien. Am Ende kommt dabei fast immer eine hauptsächlich kohlenhydratarme oder hauptsächlich fettarme Ernährung heraus.

Welche Strategie bietet sich nun also mehr an? Um diese Frage gleich von Beginn an zu klären: Es ist mehr oder weniger egal, ob man eher auf Kohlenhydrate oder eher auf Fette verzichtet. Diese klassische Diskussion unter Ernährungsexperten, Sportlern und Bodybuildern ist eher Geschmacks- und Glaubenssache als eine echte wissenschaftliche Auseinandersetzung. Bisher konnte die Forschung nämlich nie eine eindeutige Antwort auf diese Frage liefern.

Fest steht, dass die Strategie der Fettvermeidung eher als alte Schule gilt, während Kohlenhydratvermeidung eher der neuen Schule zugerechnet wird. Welche Schule man sinnvoller findet, bleibt jedem selbst überlassen. Diese Frage entscheidet nämlich auf keinen Fall über Erfolg und Misserfolg beim Abnehmen und den Bemühungen, einen Sixpack zu erreichen. Es gibt Menschen, die sich durch Kohlenhydratvermeidung eine fantastische Figur zugelegt haben und genau so auch andere, die mit einer eher fettfreien Diät extrem hart geworden sind.

Heute en vogue ist wie gesagt eher die Kohlenhydratvermeidung. Mit einer Reduktion der Kohlenhydrate kann man in recht kurzer Zeit kleine Wunder bewirken. Hierbei wird dem Körper die eigentliche Energiezufuhr gekürzt, worauf er auf andere Energielieferanten zurückgreifen muss — gespeichertes Fett zum Beispiel. Falls Du eine Kohlenhydratreduzierung ausprobieren willst, solltest Du aber langsam anfangen. Bitte auf keinen Fall von heute auf morgen sämtliche Kohlenhydrate weglassen, das würde Dich jeder Energie berauben! Einfach mal nur noch eine statt zwei Scheiben Vollkornbrot und eine Tasse Reis statt zwei bei einer Mahlzeit konsumieren und weiterhin auf ausreichend Eiweiß und Gemüse achten. Beim Frühstück sollten allerdings Kohlenhydrate aufgeladen werden, weil sonst die Energie für den Tag fehlen würde. Es wird etwas dauern, bis Dein Körper sich optimal auf diese Veränderung eingestellt hat, aber nach ungefähr zwei Wochen wirst Du Dich fitter denn je fühlen und bereits leichter sein.

Über Erfolg und Misserfolg entscheidet — wie bereits hinlänglich betont — aber hauptsächlich die Frage, ob man tagtäglich unter dem persönlichen Grundumsatz bleibt oder ihn überbietet. Die Kalorien entscheiden am Ende, ob man den Kampf gegen das Körperfett gewinnt oder verliert. Sie sind sozusagen die Kampfrichter.

Schlechtes Fett und schlechte Kohlenhydrate sind übrigens gleichermaßen schädlich — mehr zu ungünstigen Nahrungsmitteln am Ende dieses Kapitels. Genau so gilt aber, dass hochwertiges Fett und hochwertige Kohlenhydrate gleichermaßen völlig in Ordnung sind. Merken sollte man sich nur, dass jedes Gramm Fett 9 Kalorien liefert, während es bei Kohlenhydraten nur 4 Kalorien sind. Dafür haben die Kohlenhydrate den Nachteil, die Insulinausschüttung besonders ungünstig zu beeinflussen. 1 Gramm Eiweiß enthält übrigens auch 4 Kalorien, von denen am Ende allerdings wohl nur 3 übrig bleiben, wie wir im vorherigen Kapitel geklärt haben. Der Vollständigkeit halber noch die Information, dass ein Gramm Alkohol 7 Kalorien enthält. So viel zur Orientierung.

Wenn Du abnehmen willst, solltest Du Dir selbst darüber klar werden, ob Du eher auf Fett oder auf Kohlenhydrate verzichten willst. Darüber entscheiden hauptsächlich Dein persönlicher Geschmack und Deine bisherigen Ernährungsgewohnheiten — sozusagen Dein Bauchgefühl. Dein Erfolg auf dem Weg zum Sixpack hängt nicht davon ab, sondern vielmehr von der Frage, ob Du Disziplin beim

Essen beweisen kannst. Die brauchst Du nämlich tatsächlich. Aber, keine Angst, mit dem richtigen Know-How gar nicht so viel, wie Du jetzt vielleicht denkst.

Ein Sixpack lässt sich nämlich erreichen ohne wirklich zu leiden und vor allem ohne zu hungern. Wenn das keine gute Nachricht ist! Regelmäßig essen, nie hungern und trotzdem abnehmen — ist das möglich? Ja, wenn man clever die richtigen Nahrungsmittel wählt und dazu ein intelligentes Sportprogramm durchzieht!

Die richtigen Nahrungsmittel zu wählen bedeutet allerdings, nicht essen zu können, worauf man gerade Lust hat. Jedenfalls dann nicht, wenn es sich bei der Lust um Appetit auf Schwarzwälder Kirschtorte oder Currywurst handelt. Okay, einmal pro Woche wären solche Sünden vielleicht in Ordnung, aber sicher nicht häufiger. Insofern ist das Erreichen eines Sixpacks schon mit Verzicht verbunden, zugegeben. Wenn Du das ein oder andere Kilo zu viel auf den Rippen hast und wirklich ein Sixpack willst, solltest Du Dich an folgende von Kate Moss inspirierte Devise halten: Nichts kann so geil schmecken, wie es sich anfühlt, mit der eigenen Figur zufrieden zu sein. Und das ist die Wahrheit!

Hier soll es weniger um eine kurzfristige Diät als um eine langfristige Änderung Deiner Gewohnheiten gehen. Versuche nicht, im Hauruckverfahren abzunehmen. Verbessere lieber Deinen Lifestyle und lebe bewusster, nur dann wirst Du langfristig gut aussehen. Deshalb nun ganz konkret — was solltest Du tun?

Als Faustregel kannst Du Dir merken: Anregende, saure, bittere und vor allem scharfe Lebensmittel machen tendenziell schlank. Also solltest Du viel von diesen sogenannten Stoffwechselbeschleunigern konsumieren — Kaffee, Schwarztee, Grüntee, Chili, Pfeffer, Knoblauch, Zwiebeln, Zitronensaft, Ingwer, Meerrettich, Wasabi, Essig und Senf lassen praktisch ohne jede Anstrengung Pfunde purzeln.

Um abzunehmen, solltest Du außerdem sehr viel Wasser trinken — im achten Kapitel namens „Ernährung" hast Du bereits einiges zu diesem Thema lesen können. Erhöhter Wasserkonsum beschleunigt Deinen Stoffwechsel und bringt Deinen Körper dazu, körpereigene Wasserreserven aufzugeben — die Folge ist Gewichtsverlust. Außerdem verhindert eine ausreichende Wasserversorgung Heißhungerattacken und ungezügelten Appetit, vor allem wenn vor dem Essen ausgiebig getrunken wird. Trinke also mindestens 2 bis 3 Liter pro Tag, aber gerne auch 4 oder mehr. Beim Abnehmen ist es extrem hilfreich, schließlich enthält Wasser keine Kalorien, seine Verarbeitung kostet den Körper Energie und es fördert die Verdauung. Grundsätzlich gilt: Je mehr Wasser desto besser. Ach ja, ungesüßter Tee geht natürlich auch, die Sorte spielt dabei im Prinzip keine Rolle, auch wenn Schwarz- und Grüntee wie gesagt beschleunigende Wirkung haben und deshalb besonders vorteilhaft sind.

Um erhöhten Wasserkonsum zu bewerkstelligen, solltest Du überall in Deiner Wohnung Wasserflaschen deponieren: Am Bett, am Schreibtisch, in der Küche, im Wohnzimmer — einfach überall, wo Du Dich oft aufhältst. Und Wasser dabeizuhaben, wenn Du das Haus verlässt, ist optimal. Denk daran: Mehrere Stunden ohne Wasser sind Deinem Körper nicht zuträglich!

Achte immer auf einen möglichst hohen Eiweißanteil in Deinem Ernährungsplan: Sushi, Truthahn, Huhn, Pute, Steaks, Thunfisch,

Harzer Käse, Hüttenkäse und Magerquark sind perfekte Nahrungsmittel für diese Zwecke. Und dazu bitte nicht zu viel und ausschließlich hochwertige Kohlenhydrate konsumieren. Unter anderem aufgrund des geringeren Fettanteils lieber Vollkornreis, Pellkartoffeln oder auch Vollkornnudeln statt Pommes, Kroketten oder Bratkartoffeln essen. Außerdem ist ein hoher Obst- und vor allem Gemüseanteil in der Nahrung vorteilhaft. Äpfel, Salat und Broccoli sind gesund und haben kaum Kalorien.

Zu empfehlen sind — wie bereits erwähnt — viele kleine Mahlzeiten am Tag. Das Volumen der Mahlzeiten und der darin enthaltene Kohlenhydratanteil sollten generell gegen Abend abnehmen — auch das hast Du bereits gelernt, wenn Du bisher aufmerksam warst. Viele kleine Mahlzeiten über den Tag verteilt bringen den Körper dazu, körpereigene Fettreserven aufzugeben. Er fühlt sich dann immer gut versorgt und braucht keine Notrationen für schlechte Zeiten mehr.

Aus den eiweißhaltigen Nahrungsmitteln herausgreifen möchten wir an dieser Stelle den Magerquark. Er ist eine echte Wunderwaffe für gutes Aussehen, Muskelauf- und Fettabbau. Mit einem Eiweißanteil von über 12 % wird er von manchen zu Recht auch weißes Gold genannt. Der Fett- und Kohlenhydratanteil ist dabei außerordentlich gering. Als Nachteile gelten für einige Konsumenten Konsistenz und Geschmack, die eben nicht jedermanns Sache sind. Egal, denn Magerquark muss nicht unbedingt schmecken, sondern wirken. Und das tut er! Schließlich hat man mit einem halben Kilo Magerquark pro Tag dem Körper bereits ungefähr 60 g Eiweiß zugeführt.

Falls Probleme mit der Verdauung entstehen, die bei größeren

Mengen Magerquark manchmal durchaus vorkommen können, gibt es Alternativen zu diesem Milchprodukt. Viele Leute vertragen Hüttenkäse als Light-Version, also körnigen Frischkäse mit höchstens 4 % Fett, deutlich besser. Optimalerweise sollte dessen Fettanteil allerdings unter 1 % liegen. Gleiches gilt für Naturjoghurt mit 1,5 % oder 0,1 % Fett — dessen Eiweißgehalt kann allerdings nicht mit dem von Magerquark oder Hüttenkäse konkurrieren. Und besonders einfach zu verdauen sind große Mengen Naturjoghurt leider auch nicht wirklich ...

Sushi mit dem eben bereits erwähnten Wasabi — auch japanischer Meerrettich genannt — ist ebenfalls zum Abnehmen sehr zu empfehlen. Der rohe Fisch ist fettarm und eiweißreich und enthält gesunde Omega-3-Fettsäuren, während Wasabi durch seine Schärfe den Stoffwechsel beschleunigt und so beim Abnehmen hilft. Und selbst bei einer kohlenhydratarmen Ernährungsstrategie fällt der geringe Anteil Reis im Sushi eigentlich kaum ins Gewicht.

Ein Bestandteil von Sushi ist bekanntlich Thunfisch. Thunfisch im eigenen Saft aus der Dose sollte ein Baustein Deiner Ernährung sein, wenn Du abnehmen willst. Zutaten: Thunfisch, Wasser und Kochsalz. Außerdem kaum Fett, mit 24 g pro 100 g sehr viel Erweiß und praktisch keinerlei Kohlenhydrate — wahrlich gigantische Nutrition Facts! Doch Vorsicht: Thunfisch ist meist relativ stark mit Quecksilber und anderen Giften belastet, Du solltest den Konsum aus gesundheitlichen Gründen deshalb nicht übertreiben. 3 Dosen pro Woche à 150 g Abtropfgewicht sind bereits deutlich mehr als die Weltgesundheitsorganisation und die meisten Ärzte empfehlen.

Noch einige Worte an dieser Stelle zu Eiern. Das Hühnerei zeichnet sich durch über 12 g Eiweiß pro 100 g Vollei und eine hohe biologische Wertigkeit aus. Das heißt, das Eiweiß kann gut vom Körper aufgenommen werden. Für diese Wertigkeit gibt es eine Skala, Vollei hat auf dieser Skala den Wert 100 und ist damit sozusagen die Referenz für andere Eiweißarten. Allgemein sollte man aber die Bedeutung dieser Skala nicht überbewerten, denn in der Praxis machen sich die Werteunterschiede eigentlich kaum bemerkbar. Zudem sind einige Grundlagen der Wertigkeitstheorie bisher nicht bewiesen. Sicher ist dagegen, dass Hühnereier viele Vitamine und Mineralstoffe enthalten. So kann ein durchschnittlich großes Hühnerei über 35 % des täglichen Bedarfs an Vitamin D und Vitamin B12 decken. Da sich mehr Nährstoffe im Eigelb als im Eiweiß befinden, sollte es trotz des hohen Fettgehalts nie verschmäht werden. Ob das Ei roh oder gekocht verzehrt wird, spielt hingegen eine untergeordnete Rolle, erstere Variante könnte aufgrund einer Belastung durch Salmonellen allerdings gefährlich werden. Zu beachten ist aber, dass die Ernährung des Huhns den Nährwert des Eis drastisch beeinflusst. So haben Eier von Hühnern, die neben Samen und Körnern auch frische Pflanzen, Insekten, Würmer und Schnecken fressen, einen weitaus höheren Nährwert. Sie enthalten bis zu dreimal mehr an Vitaminen als die Eier von Hühnern, die nur Körner bekommen. Da die Eier von Hühnern mit einer abwechslungsreichen Ernährung teurer sind, lohnt es sich also, bei diesem Produkt mehr Geld zu investieren.

Achte auf ausreichend Schlaf, denn während man schläft, isst man nichts. Außerdem beeinflusst wenig Schlaf bestimmte Hormone so ungünstig, dass die Weichen zur Entwicklung von Übergewicht gestellt werden — Gleiches gilt übrigens auch für viel Stress! 8 Stunden und mehr Schlaf im festen Rhythmus sind eine gute Grundlage für Gewichtsreduktion. Natürlich ist ausreichend Schlaf aber nicht nur wichtig zum Abnehmen. Auch wenn man Muskeln zulegen will, sollte man auf genügende Nachtruhe achten — Muskeln brauchen Ruhe!

Nächster Punkt: Eine gerade Haltung wirkt sich positiv auf die Figur aus — und zwar nicht nur weil ein gerader Rücken zu einer schlankeren Taille führt und eine gute Körperhaltung verhindert, dass der Bauch herausgedrückt wird. Nein, auch der Energieverbrauch wird angekurbelt und Hormone werden auf günstige Weise beeinflusst! Die eigene Haltung sollte deshalb regelmäßig im Spiegel kontrolliert und gegebenenfalls aktiv korrigiert werden. Eine ständige leichte Spannung in den Bauchmuskeln ist dazu vorteilhaft.

Um abzunehmen, ist natürlich auch Sport sehr wichtig. Du solltest mindestens zweimal die Woche trainieren — mit dem 3D-System! Dieses hast Du in den Trainingskapiteln ja bereits ausführlich kennen gelernt und seitdem wird es von Dir sowieso schon mindestens zweimal die Woche praktiziert, richtig? Wenn nicht, solltest Du sofort damit beginnen!

Zum Thema Bauchtraining: Welche Übungen Du machst ist viel weniger entscheidend als das Abwechseln zwischen den verschiedenen Übungen und die Regelmäßigkeit des Trainings. Ob Klappmesser, Sit-ups, Crunches oder Radfahren — die Bauchübung ist hier gemeint, in der kein Fahrrad verwendet wird — welche Übung absolviert wird, ist prinzipiell eher zweitrangig. Wichtig ist, mindestens zweimal pro Woche hartes Bauchmuskeltraining zu absolvieren. Effektive Bauchübungen findest Du in diesem Buch.

Eine weitere Empfehlung, um dem Traum eines Waschbrettbauchs näher zu kommen: So viel Sex wie möglich! Verbrennt Kalorien, ist gut für die Psyche und das Selbstvertrauen und beeinflusst auch den Testosteronspiegel positiv, was in diesem Fall Männern und Frauen nutzt. Ein hoher Spiegel des Männlichkeitshormons hilft nämlich ebenfalls beim Abnehmen. Solltest Du ein Mann sein und es Dir an möglichen Partnerinnen mangeln, sei Dir „Frauenheld: Fünf Schritte zum erfüllten Sex- und Liebesleben" von Mathew Lovel mit einem Vorwort von Kolja Alexander Bonke empfohlen. Wenn Du dieses Buch gelesen hast, wird dies über kurz oder lang kein Problem mehr darstellen.

Wenn Du Gewicht verlieren willst, solltest Du außerdem jede Gelegenheit für Bewegung nutzen. Lass Dein Auto öfters stehen und fahr mit dem Fahrrad. Gehe Strecken, die Du sonst mit dem Bus gefahren bist. Neben echtem Sport sorgt auch normales Gehen für Kalorienverbrennung, überwinde deshalb Deine Faulheit und gehe mehr zu Fuß!

Kontrolliere regelmäßig Dein Gewicht, weil Du nur so effektive Zielsetzung betreiben kannst. Führe Tagebuch über Deine Entwicklung in Sachen Körpermasse, über Dein Training und vielleicht sogar über Deine Ernährung, zum Beispiel Deine Fresstage oder besonders sauber gelebte Tage. Fotografiere Dich in regelmäßigen Abständen aus der gleichen Perspektive am gleichen Ort, zum Beispiel wöchentlich, auch gerne im Spiegel. Es gilt, Zusammenhänge zwischen Deinem Verhalten und der Reaktion Deines Körpers zu erkennen. Setze Dir realistische und motivierende Gewichtsziele und betreibe bei Zu- und Abnahme Deines Gewichts Ursachenforschung.

So machst Du wertvolle Erfahrungen und lernst, was sich gut und was sich schlecht auf Deine Entwicklung auswirkt.
Entwickle ein Gefühl für Deinen Körper. Sixpack-Besitzer haben meist nicht nur viel Sport getrieben und große Disziplin beim Essen bewiesen, sondern auch ein gutes Gefühl für ihren Körper entwickelt. Sie kennen ihn perfekt und haben gelernt, ihn zu steuern und zu formen. Verstehe Deinen Körper als System und versuche, dieses stets auf Deinen Lifestyle reagierende System zu verstehen. Nur so ist ein Sixpack dauerhaft möglich.
Nachdem wir nun geklärt haben, was zu tun und vor allem was zu konsumieren ist, kümmern wir uns nun darum, was vermieden werden sollte.
Generell gilt: Alkohol, Süßes, Fettes und Salziges solltest Du vermeiden, weil diese Dinge Fett und Wasser in Deinen Körper ziehen. Alkohol hemmt dazu sogar noch das Muskelwachstum und die Verdauung. Süßes enthält einfach viel zu viel Zucker und Kalorien. Und mit fetten Nahrungsmitteln meinen wir natürlich Essen, das viele ungesunde Fettsäuren enthält. Gegen einen fettreichen Fisch ist dagegen prinzipiell nichts einzuwenden, sofern er nicht frittiert, paniert oder stark gesalzen ist. Salz sorgt nämlich für Wassereinlagerungen in Deinem Körper und sollte deshalb weitgehend vermieden werden. Übrigens auch aus gesundheitlichen Gründen, denn Salz steht im Verdacht, zum Beispiel Bluthochdruck zu erzeugen. Bluthochdruck kann wiederum andere schlimme Krankheitsbilder entstehen lassen. Große Teile der heutigen Forschung sind der Meinung, dass es sogenannte salzsensitive und nicht-salzsensitive Menschen gibt. Bei Ersteren kann Salz sehr negative Auswirkungen auf den Blutdruck

haben, wenn sie größere Mengen zu sich nehmen.
Ach ja, zu den schlimmsten Figurkillern überhaupt gehören übrigens Kartoffelchips: Sie vereinen nämlich fast alles, was schlecht ist: Zucker, mieses Fett und Salz. Wenn sie dann noch wie so häufig zusammen mit Alkohol konsumiert werden, zerplatzen Sixpack-Träume schneller als die Bläschen im Bierschaum. Zudem sind Chips ausgesprochen ungesund: Sie enthalten große Mengen der gefürchteten trans-Fettsäuren, die meist in industriell produzierten und frittierten Lebensmitteln stecken. Sie stehen im dringenden Verdacht, Krebs auszulösen und Herzinfarkte zu verursachen. Diese trans-Fette stecken außerdem in Keksen, Pommes frites und einigen fetthaltigen Backwaren. Diese Nahrungsmittel solltest Du nicht nur deshalb generell meiden, egal ob Du zu- oder abnehmen willst!
Wenn man wirklich abnehmen will, ist häufiges auswärts essen recht problematisch. Selbst wenn Du Fastfood-Läden meidest und echte Restaurants vorziehst, bleibt effiziente Gewichtsreduktion auf diese Weise schwierig. Aber weshalb ist das so, selbst wenn man sich diättechnisch genau überlegt, was man bestellt? Das Problem ist, dass die oberste Priorität des Restaurantbesitzers und des Kochs die folgende ist: Das Essen muss möglichst gut schmecken. Und damit es möglichst gut schmeckt, werden zum Beispiel Unmengen an Fett und Salz hineingekippt. Von Aromastoffen, Geschmacksverstärkern, Glutamat und anderen unschönen Stoffen ganz zu schweigen. Ob Du davon fett oder langfristig sogar krank wirst, ist den Verantwortlichen prinzipiell relativ egal, Hauptsache Du kommst wegen des ach so leckeren Essens bald wieder. Deshalb gilt: Möglichst oft daheim kochen und essen! Nur dann bist Du auf der sicheren Seite, nur dann

weißt Du wirklich was Du isst. Das gilt übrigens auch für Einladungen bei Freunden und Bekannten. Auch sie haben den Anreiz, alles für den Geschmack ihres Essens zu tun, um Komplimente einzuheimsen. Dafür übertreiben sie es wahrscheinlich auch gerne mal mit Öl, Salz & Co. Halte immer die Augen offen und lebe Dein persönliches Essverhalten, das auf dem basieren sollte, was aus Deiner heimischen Küche kommt!

Das bereits dargestellte Ernährungskonzept mit einem Fresstag in der Woche ist fantastisch dafür geeignet, um einen Sixpack zu erreichen. Durch die Zuführung größerer Mengen an Fett oder Kohlenhydraten an höchstens einem einzigen Tag in der Woche wird der Fettstoffwechsel wieder angekurbelt und man verliert an den Tagen danach, wenn man wieder clean lebt, schneller an Gewicht. Außerdem ist ein Fresstag pro Woche gut für die Psyche. Wenn man sich an einem Tag in der Woche etwas gönnt, bleibt man eher motiviert. So ist die Chance größer, eine fett- oder kohlenhydratarme Diät langfristig durchzuhalten und wirklich zur Gewohnheit zu machen. Denn das ist es, was wir wollen: Deine Gewohnheiten ändern, um Dein Leben zu ändern.

# 11. MEDITATION

Man kann es nicht oft genug wiederholen: Muskeln brauchen Ruhe und Entspannung — vor allem an trainingsfreien Tagen. Meditation ist dafür perfekt geeignet. Sie kann außerdem Deine Willenskraft stärken und Dich positiver machen. Auch für die Körperhaltung kann sie nützlich sein.

Dieser Abschnitt soll Dich dazu motivieren, diese Entspannungsmethode auszuprobieren — falls Du es noch nie versucht hast. Viele Menschen berichten von erstaunlichen Erfolgen durch Meditation. Zehn Minuten Meditieren am Tag reichen völlig aus, um spürbare Effekte zu erzielen.

Die folgende Technik, die hier vorgestellt werden soll, heißt Zen. Dimme dazu das Licht, entzünde eine Kerze und sorge für leise meditative Klänge, wenn Du das willst. Setze Dich in absolut ruhiger Umgebung im Schneider- oder besser Lotussitz auf einen nicht zu harten Untergrund, vielleicht auch auf ein Kissen. Richte Deinen Rücken auf und halte den Kopf gerade. Strecke die Brust heraus, aber übertreibe nicht mit dem Herausstrecken. Nun die Handflächen nach oben auf die Knie legen.

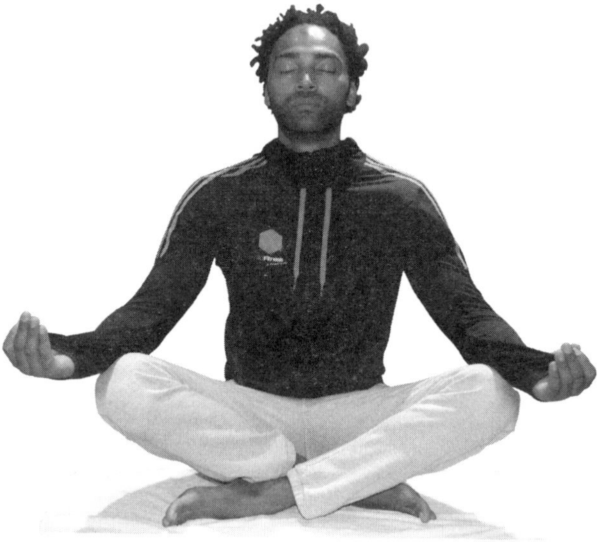

Deine Gedanken werden kommen und gehen, was anfangs auch vollkommen in Ordnung ist. Konzentriere Dich einfach auf Deinen Atem und wie er in Deine Lunge hinein- und wieder hinausströmt. Immer wenn Deine Gedanken wieder beginnen zu kreisen, verstärkst Du die Konzentration auf Deinen Atem. Darum geht es am Anfang. Atme tief durch die Nase in Deinen Bauch ein und durch Mund und Nase langsam wieder aus. Fühl Dich wohl. Die Mundwinkel etwas nach oben zu ziehen und zu lächeln, kann Dir dabei helfen. Am Anfang kann es außerdem hilfreich sein, bei der Meditation die Augen zu schließen. Später sollten die Augen halb geöffnet bleiben, mit entspanntem gesenktem Blick. Probiere einfach aus, was Dir besser gefällt. Hauptsache, Du lässt es fließen!

Es kann sein, dass Dein Körper sich zu Beginn scheinbar gegen die Meditation wehrt. Vielleicht zwickt es, vielleicht kneift es, vielleicht bist Du plötzlich viel zu unruhig. Versuche, das einfach auszusitzen. Bleibe ruhig, lass Dir Zeit und gewinne die Oberhand über Deinen Körper.
Nach ungefähr 5 Minuten zählst Du ganz langsam im Kopf von 1 bis 10. Das Ziel ist es, bei 10 anzukommen, ohne ein einziges Mal auch nur ein wenig gedanklich abzuschweifen. Wenn Du abdriftest, musst Du wieder bei eins anfangen. Ohne abzuschweifen langsam bis 5 zu kommen ist für den Anfang schon ein sehr gutes Ergebnis.

# 12. HANDTUCH-, PARTNER- UND SPEZIALÜBUNGEN

Von den folgenden Handtuch-, Partner- und Spezialübungen kannst Du Dich nach Herzenslust inspirieren lassen, um Deinen Trainingsplan zu erweitern oder um einzelne Übungen zu ersetzen. So kannst Du ganz einfach für Abwechslung sorgen und neue Reize setzen, wenn Du das willst. Und falls Du mal zu zweit trainierst, musst Du unbedingt die Partnerübungen ausprobieren!

Allerdings solltest Du Übungen nie zu früh austauschen. Wenn Du eines der 3 Programme Beginner, Advanced oder Pro begonnen hast, solltest Du ungefähr 4 Wochen die vorgegebenen Übungen durchführen, ohne vom Plan abzuweichen. Dein Körper braucht diese Zeit, um sich auf die Bewegungsabläufe und Belastungen einzustellen. In dieser Phase sollten die Übungen nicht geändert werden, um optimale Ergebnisse zu erzielen. Änderungen wären absolut verfrüht.

Wenn Du eine Übung in Dein Beginner-Programm integrieren willst, führst Du 15 Wiederholungen dieser Übung pro Runde durch. Wenn Du Dich auf dem Advanced- oder Pro-Level befindest, sind es 20 Wiederholungen. Generell kannst Du auf jeder Stufe jede Übung einbauen — ganz wie Du willst!

## I. HANDTUCHÜBUNGEN

Das sind die Handtuchübungen:

01. Knee Drive
02. Liegestütze mit Lateral Leg Raises
03. Reißkniebeuge
04. Einbeinige Kniebeuge
05. Good Mornings
06. Pike
07. Roll-out
08. Ausfallschritt nach hinten
09. Beinbeuger
10. Floor Pull-ups
11. Ausfallschritt mit Rotation
12. Push-up & Flys
13. Schwimmer Roll-out

Hier nun die Handtuchübungen im Einzelnen. Beachte, dass Du für einige dieser Übungen einen glatten Untergrund benötigst, auf dem man mit einem Handtuch rutschen kann.

### *01. Knee Drive*

Für diese Übung benötigst Du zwei kleinere Handtücher, die zusammengefaltet unter Deine Füße geklemmt werden. Ausgangsposition ist die Liegestützposition, die Du bereits mehrfach während unseres Trainingsprogramms kennengelernt hast.

Nun ziehst Du das rechte Knie nach oben, Dein rechter Fuß rutscht über den Boden nach vorne — so weit wie es Dir möglich ist. Währenddessen bleibt die Stellung Deines linken Beins weitgehend unverändert.

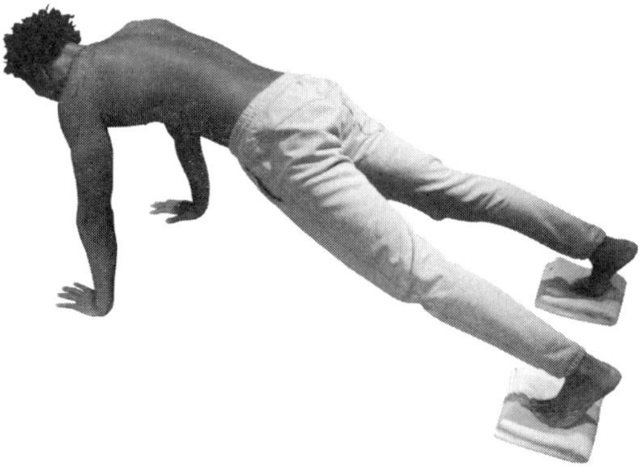

[1]

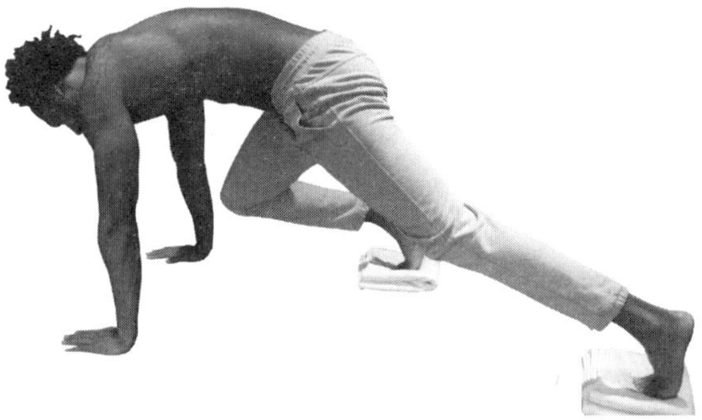

[2]

Sobald die Bewegung des rechten Fußes nach oben abgeschlossen ist, rutscht er wieder herunter. Gleichzeitig rutscht der linke Fuß hoch. Deine Füße wischen also simultan und entgegengesetzt in einer flüssigen Bewegung über den Boden, während Deine Hände und Arme den Großteil Deines Körpergewichts tragen.

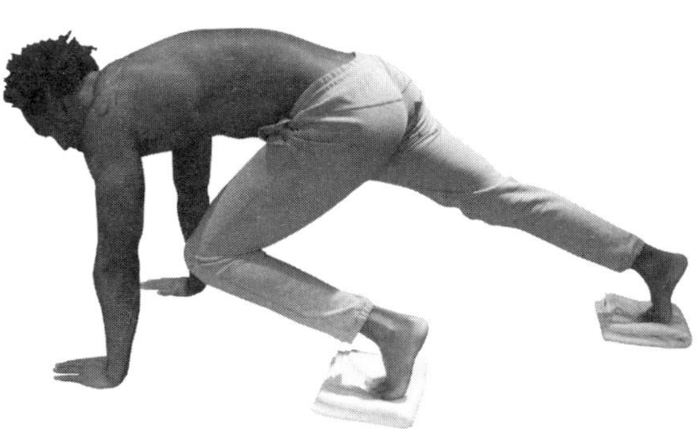

[3]

*02. Liegestütze mit Lateral Leg Raises*

Liegestütze mit Lateral Leg Raises ähneln der vorherigen Übung Knee Drive. Auch hier startest Du in der bekannten Liegestützposition mit kleinen zusammengefalteten Handtüchern unter den Füßen.

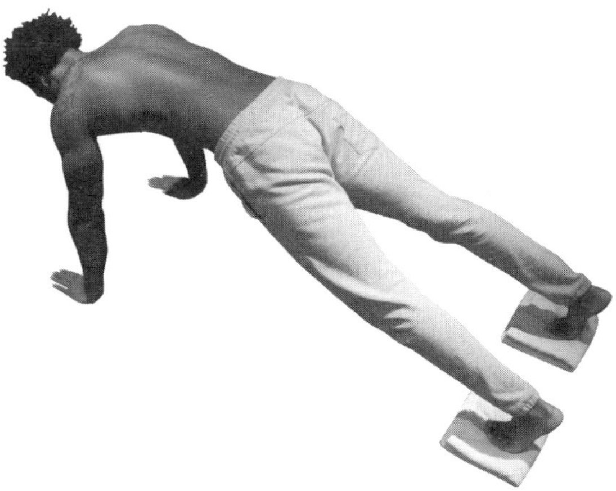

[1]

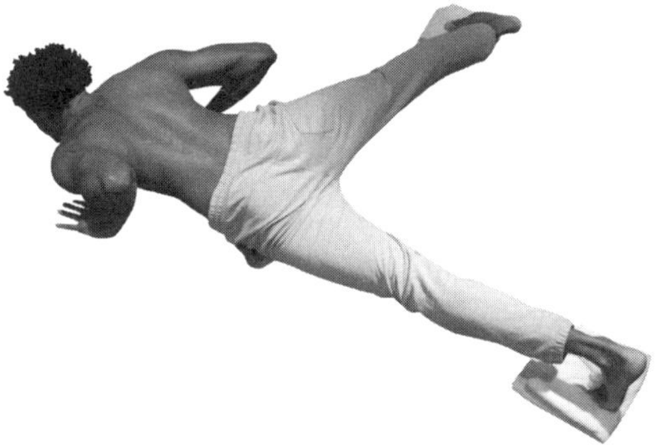

[2]

Nun wandert Dein rechter Fuß nicht nach oben, sondern zur Seite, während Du einen Liegestütz ausführst. All das siehst Du bei Bismark auf Bild 2. Das linke Bein bleibt dabei möglichst unverändert. Ziehe

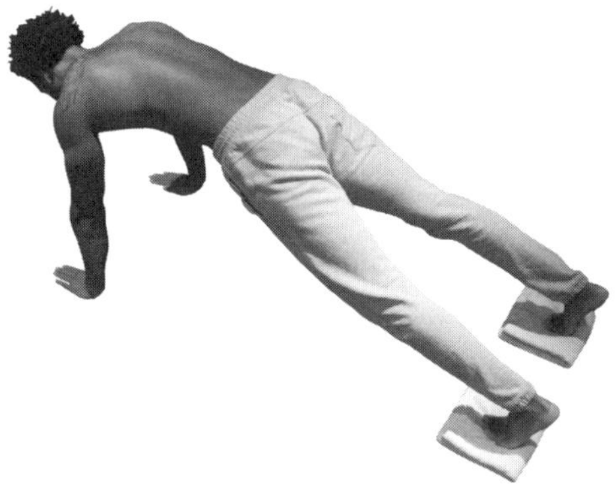

[3]

das gestreckte rechte Bein so weit seitlich hoch, wie Du nur kannst.

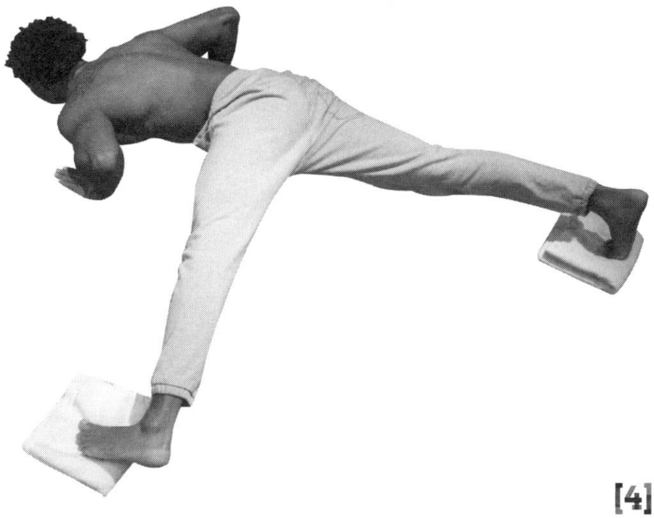

[4]

Nach dem Erreichen des höchstmöglichen Punktes mit dem rechten Bein und des tiefsten Punktes mit Deinem restlichen Körper drückst Du Dich wieder hoch und kehrst zur Ausgangshaltung zurück, der Liegestützposition. Wiederhole nun den Liegestütz mit Lateral Leg Raise mit dem linken Bein, das dabei genau so gestreckt bleibt wie vorher das rechte.

### *03. Reißkniebeuge*

Für diese Übung benötigst Du nur ein Handtuch. Es sollte allerdings nicht zu klein sein.

In etwas mehr als schulterbreitem Stand und mit leicht vorgeschobenem Becken nimmst Du das Handtuch an beiden

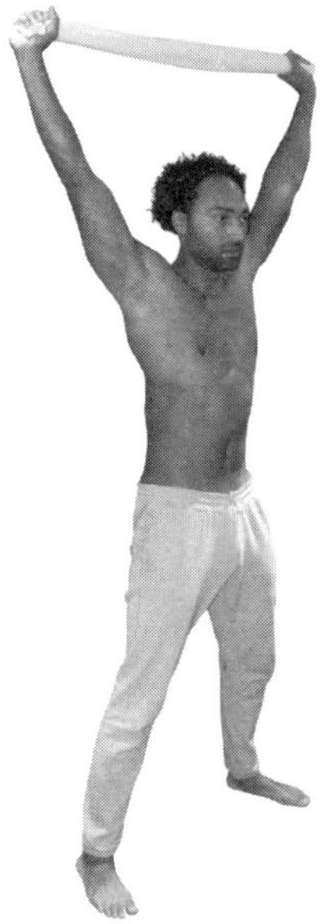

[1]

Enden fest in die Hände. Deine Fußspitzen dürfen leicht nach außen gerichtet sein. Dann streckst Du Deine Arme nach oben wie Bismark auf Bild 1. Deine Hände sollten mehr als schulterbreit voneinander entfernt sein. Das ist die Ausgangsposition.

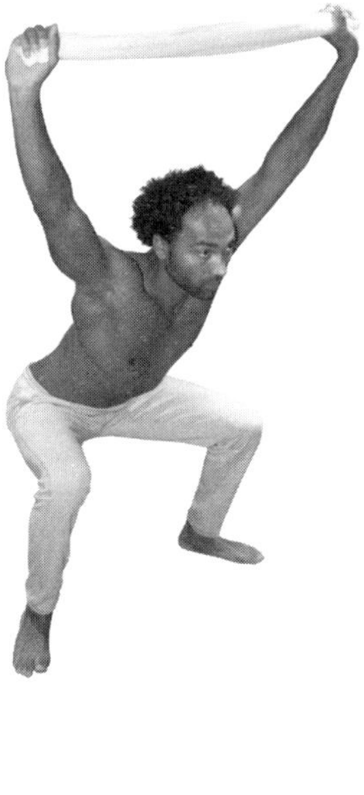

[2]

*04. Einbeinige Kniebeuge*

Für diese Übung benötigst Du nur ein Handtuch. Es wird zusammengefaltet unter jeweils einen Fuß geklemmt.
Die Ausgangshaltung ist die Pole Position, allerdings mit dem Handtuch unter dem rechten Fuß. Das Becken ist wie gewohnt leicht vorgeschoben, die Arme hängen locker herunter.

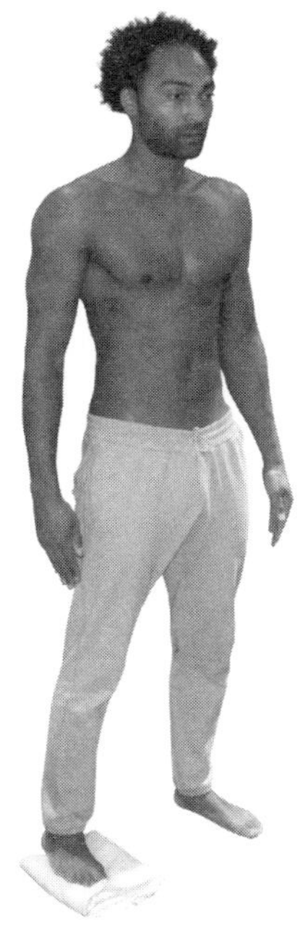

[1]

Nun kommt die einbeinige Kniebeuge. Der rechte Fuß rutscht dabei auf dem Handtuch gerade zur Seite, während das linke Knie angewinkelt wird und den Großteil Deines Körpergewichts trägt. Auf dem Weg nach unten streckst Du Deine Arme gerade noch vorne aus. Dein Oberkörper darf sich leicht nach vorne neigen.

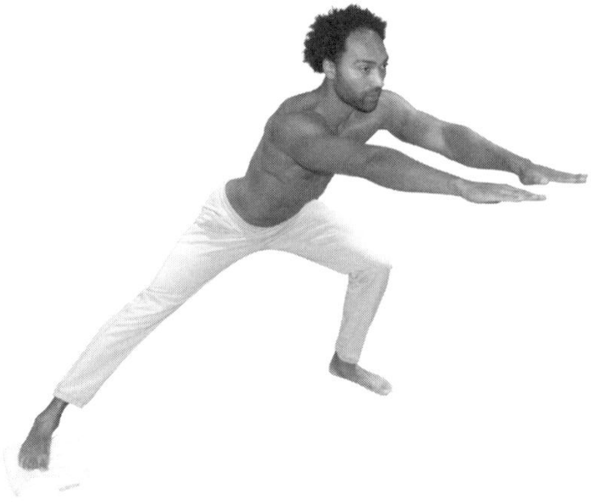

[2]

Am tiefsten Punkt der einbeinigen Kniebeuge geht es wieder nach oben. Du kehrst zur Ausgangsposition zurück und lässt Deine Arme wieder hängen. Natürlich kommt später auch noch die andere Seite mit genau so vielen Wiederholungen dran, wie Du auf den Bildern 3 und 4 sehen kannst.

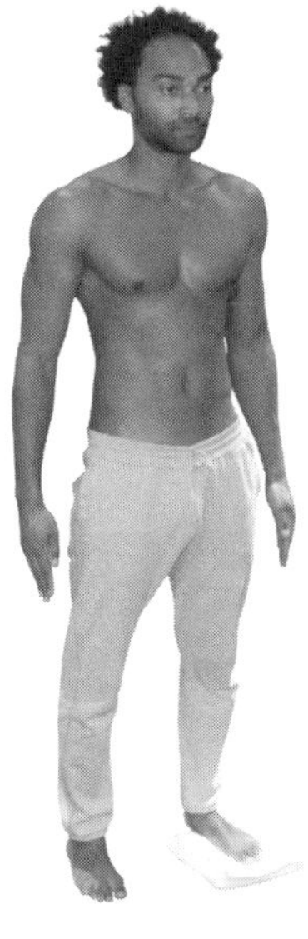

[3]

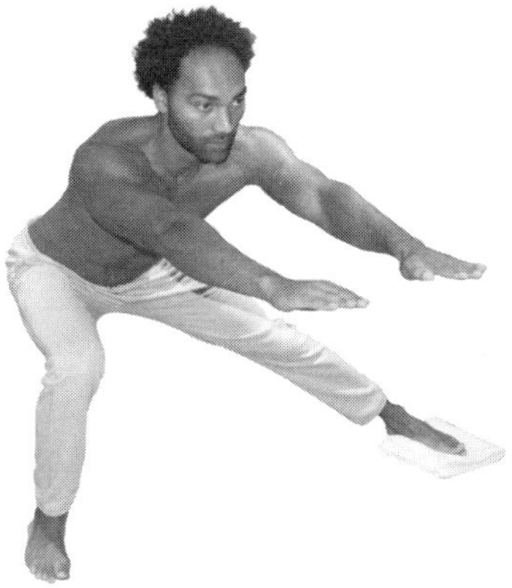

[4]

*05. Good Mornings*

Für Good Mornings brauchst Du ein Handtuch wie bei der Reißkniebeuge. Es sollte nicht zu klein sein. Auch die Grundstellung ist sehr ähnlich wie bei der Reißkniebeuge, nur die Füße sollten etwas enger zusammenstehen.

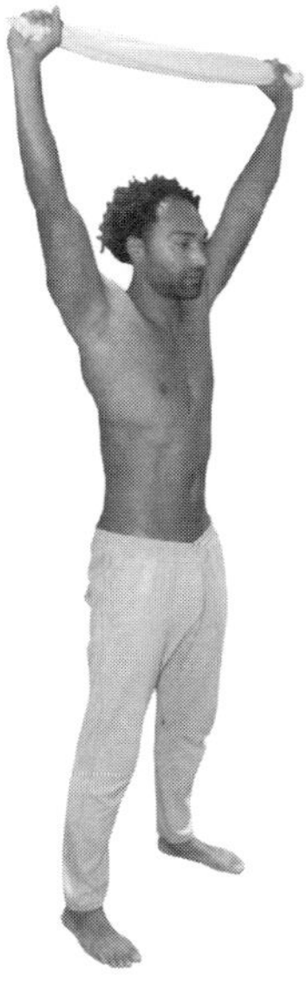

[1]

Beuge Dich dann mit dem Handtuch über dem Kopf nach vorne, kippe Deinen ganzen Oberkörper ab, ohne die Stellung der Arme an sich zu verändern. Wenn Du es hinsichtlich Deiner Beweglichkeit schaffst, darf Dein Körper einen rechten Winkel bilden, wie Du ihn auf der 2. Abbildung bei Bismark sehen kannst. Danach geht es wieder nach oben in die Grundposition und es folgt eine weitere Wiederholung.

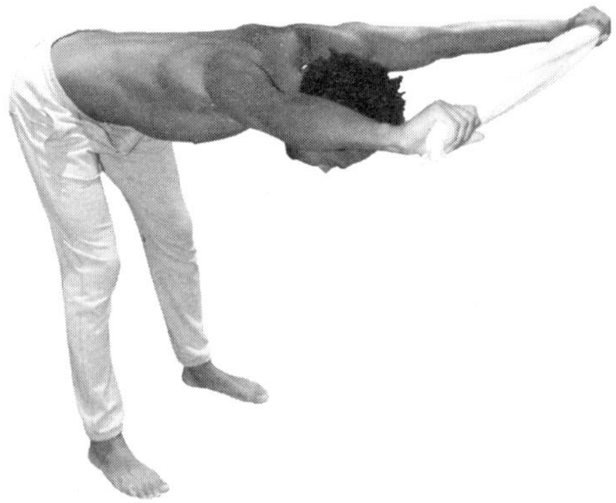

[2]

*06. Pike*

Für diese Übung eignet sich am besten ein Handtuch, das nicht zu klein ist. Es wird unter beide Füße geklemmt.
Die Ausgangsposition ist die Liegestützposition. Führe wie gewohnt einen sauberen Liegestütz aus. Achte wie immer gewissenhaft auf die Ausführung. Die Bewegung nach unten ist erst beendet, wenn Deine Nase beinahe den Boden berührt.

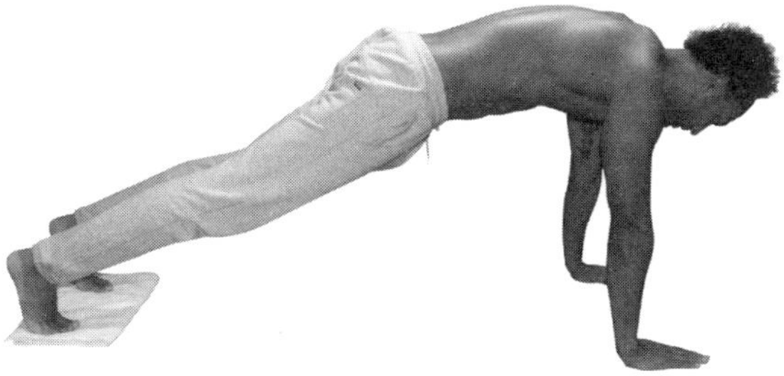

[1]

Ziehe nach dem Liegestütz Deine Füße zu Dir. Die Arme bleiben wie sie sind, die Beine bleiben dabei gestreckt. Ziehe die Füße so weit zu Dir wie Du kannst. Dein Rücken darf am Ende beinahe senkrecht zum Boden stehen so wie Du es bei Bismark auf dem 2. Bild siehst — alles eine Frage der Beweglichkeit und Beweglichkeit kann man trainieren!

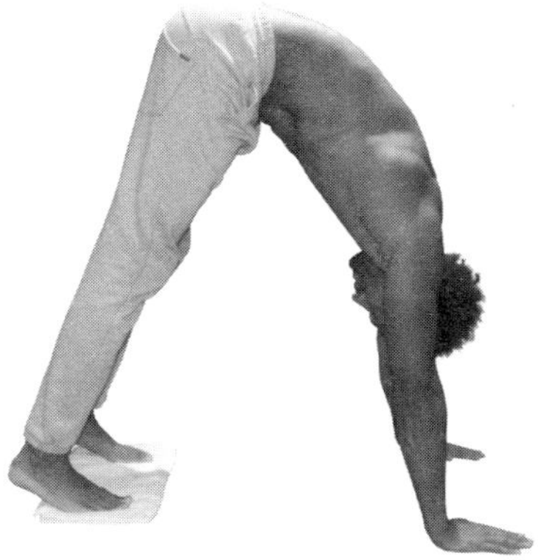

[2]

Nun geht es wieder zurück in die Liegestützposition, rutsche auf dem Handtuch wieder runter. Führe wieder einen Liegestütz aus und ziehe danach erneut die Füße zu Dir und so weiter.

### *07. Roll-out*

Für diese Übung benötigst Du 2 nicht zu kleine Handtücher — eins für die Hände und eins für die Knie.

Die Ausgangsposition ähnelt der Liegestützposition, allerdings lagert gut die Hälfte des Körpergewichts nicht wie gewohnt auf den Fußspitzen, sondern auf den Knien, die durch eines der beiden Handtücher geschützt werden. Die Beine sind leicht angewinkelt, damit die Füße in der Luft hängen. Übernehme einfach die Körperhaltung von Bismark auf Bild 1.

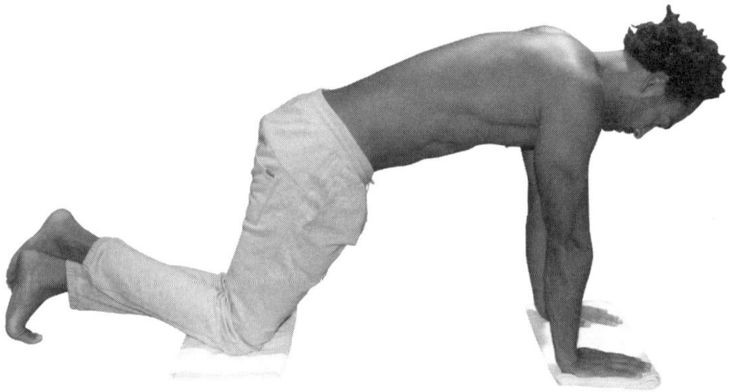

[1]

Nun rutschst Du hauptsächlich mit den Händen nach vorne und bringst Deinen Oberkörper auf diese Weise Richtung Boden. Fühle die Spannung in Deinen Bauchmuskeln, sie werden jetzt richtig gefordert. Gehe so weit runter wie bei einem Liegestütz, also fast bis ein Körperteil den Boden berührt. Danach geht es wieder nach oben und von vorne los.

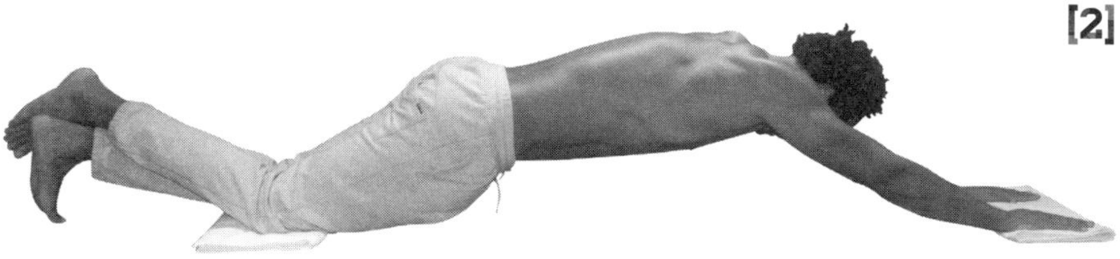

[2]

*08. Ausfallschritt nach hinten*

Für diese Übung genügt ein kleines Handtuch, das zusammengefaltet unter jeweils einen Fuß geklemmt wird.

In der Ausgangsposition ist das Becken leicht vorgeschoben, die Arme hängen locker herunter.

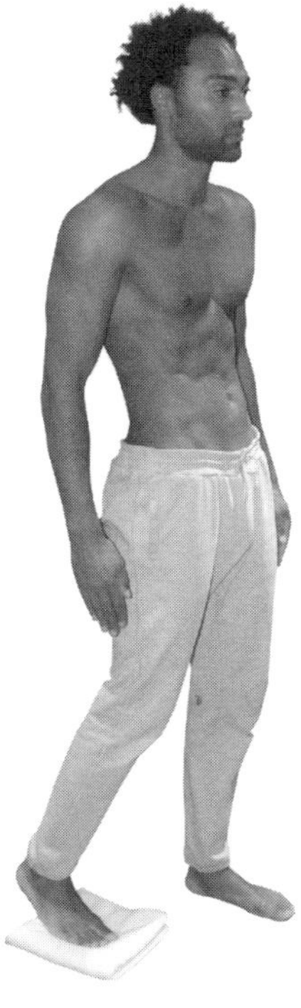

[1]

Nun rutschst Du mit dem rechten Fuß nach hinten, während Dein linkes Bein als Standbein fungiert und angewinkelt wird. Strecke dabei die Arme nach vorne. Rutsche so weit nach hinten, bis Dein rechtes Knie beinahe den Boden berührt.

[2]

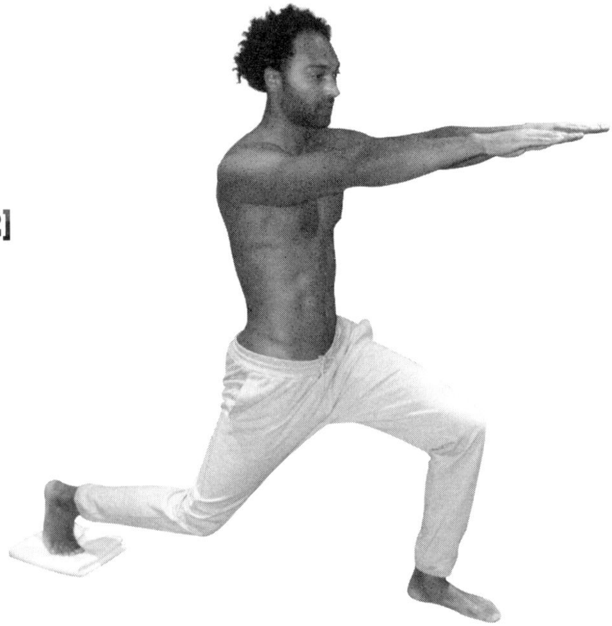

Danach geht es wieder zurück in die Ausgangsposition, lasse die Arme wieder sinken. Halte bei dieser Übung Deinen ganzen Körper konstant auf Spannung.

Achte darauf, dass nach der Runde mit dem linken Bein als Standbein auch die andere Seite drankommt – führe links und rechts immer gleich viele Wiederholungen durch!

*09. Beinbeuger*

Für diese Übung genügt ein Handtuch, das zusammengefaltet unter Deine Füße geklemmt wird.

Leg Dich flach mit dem Rücken auf den Boden, das Handtuch unter den Fersen. Strecke die Arme im 45° Winkel aus, wie Bismark das auf dem 1. Bild tut.

**[1]**

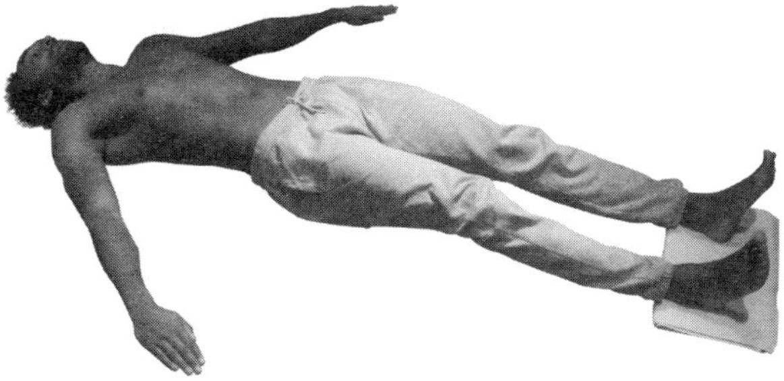

Nun werden die Knie angezogen, indem die Füße auf dem Handtuch Richtung Gesäß rutschen. Der Po und der untere Rücken werden dabei angehoben. Das alles findet in einer flüssigen Bewegung statt. Die Endposition der Übung siehst Du auf Bild 2.

**[2]**

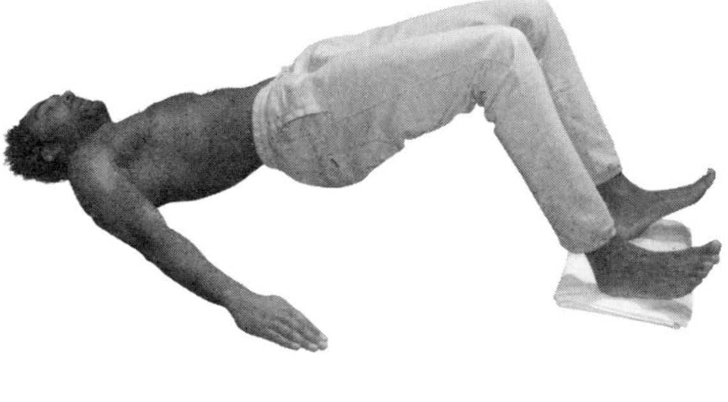

Nach Erreichen des höchsten Punktes senkst Du Dein Gesäß wieder ab, Deine Füße rutschen nach vorne, bis Du erneut in der Ausgangsposition ankommst und zur nächsten Wiederholung ansetzen kannst.

### *10. Floor Pull-ups*

Für diese Übung eignet sich am besten ein Handtuch, das nicht zu klein ist. Du nimmst es dabei in beide Hände.
Leg Dich flach mit dem Bauch auf den Boden. Die Füße heben sich ein wenig vom Boden ab, die Arme mit dem Handtuch streckst Du nach oben. Das Handtuch sollte lang genug sein, um eine Griffweite zu ermöglichen, die etwas mehr als schulterbreit ist.

[1]

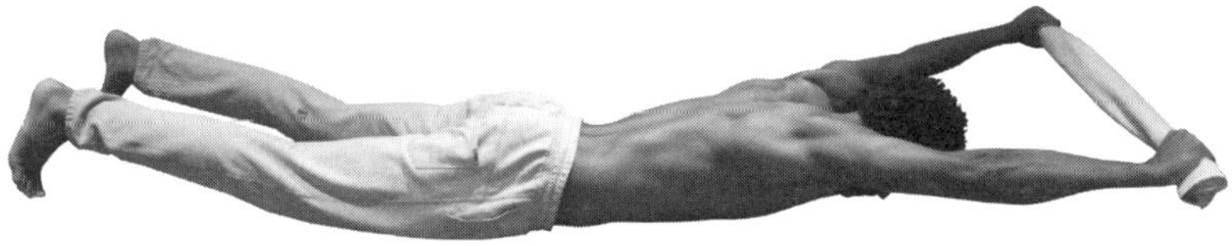

Nun beginnt die eigentliche Übung: Winkle die bisher noch ausgestreckten Arme an und ziehe das zwischen Deinen Händen gespannte Handtuch in Deinen Nacken. Wenn es Deinen Nacken berührt, führst Du es erneut nach oben, bis Deine Arme wieder gestreckt sind. Deine Füße sollten während der gesamten Übung nicht den Boden berühren.

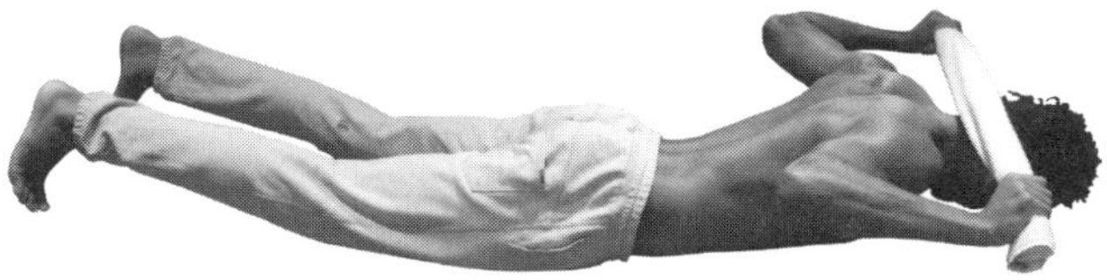

[2]

*11. Ausfallschritt mit Rotation*

Für diese Übung genügt ein kleines Handtuch, das zusammengefaltet unter jeweils einen Fuß geklemmt wird.
Klemme das Handtuch zuerst unter Deinen rechten Fuß und stelle Dich aufrecht hin. Die Arme hängen locker herunter, das Becken ist leicht vorgeschoben.

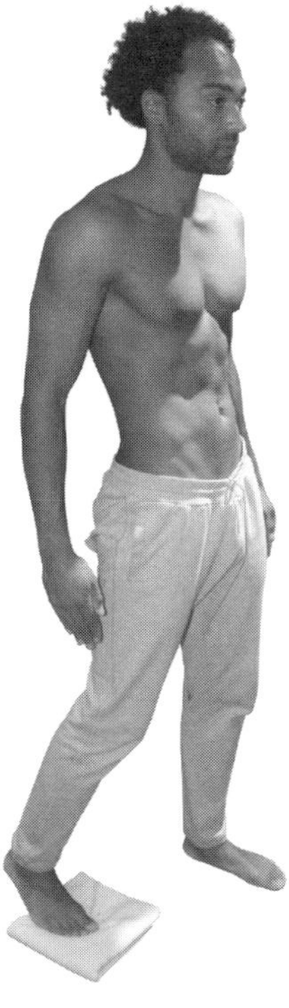

[1]

Mit dem rechten Fuß rutscht Du aus aufrechter Grundposition dann nach hinten, um so einen Ausfallschritt zu bewerkstelligen. Gleichzeitig wird der Oberkörper hin zum Standbein eingedreht, also nach links. Die Arme werden dabei angehoben, angewinkelt und ebenfalls eingedreht.

[2]

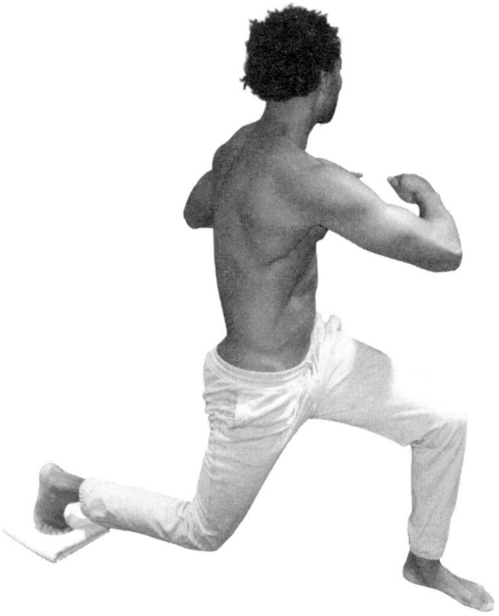

Danach kehrst Du wieder zur Ausgangsposition zurückt.

Vergiss nicht, dass danach auch die andere Seite mit derselben Wiederholungszahl drankommt. Wie das aussieht, siehst Du auf den Abbildungen 3 und 4.

[3]

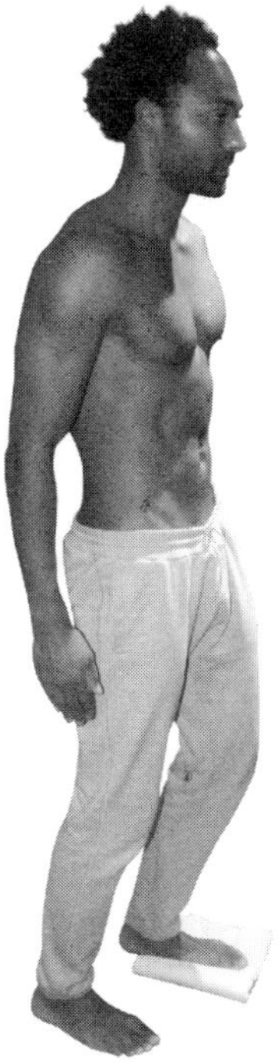

[4]

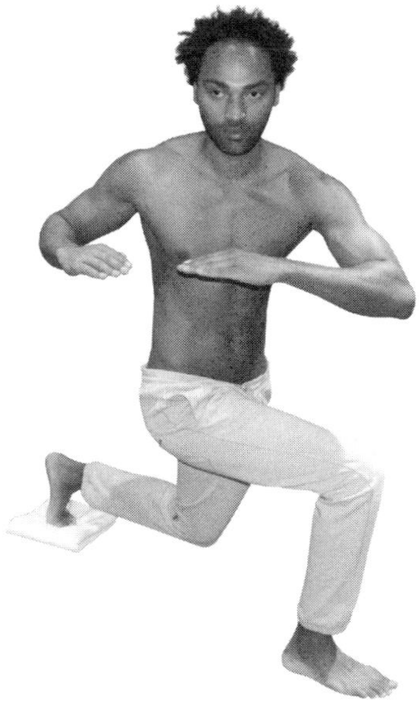

*12. Push-up & Flys*

Für diese Übung benötigst Du 2 kleine Handtücher — eines für jede Hand, damit Du mit Deinen Händen gut über den Boden rutschen kannst.
Beginne in der Liegestützposition, aber etwas enger als gewohnt. Die Hände sollten höchstens schulterbreit auseinander sein. Senke dann Deinen Körper Richtung Boden ab. Während des Absenkens rutschst Du mit der rechten hand gerade nach außen, wie Du es auf Bild 2 bei Bismark sehen kannst.

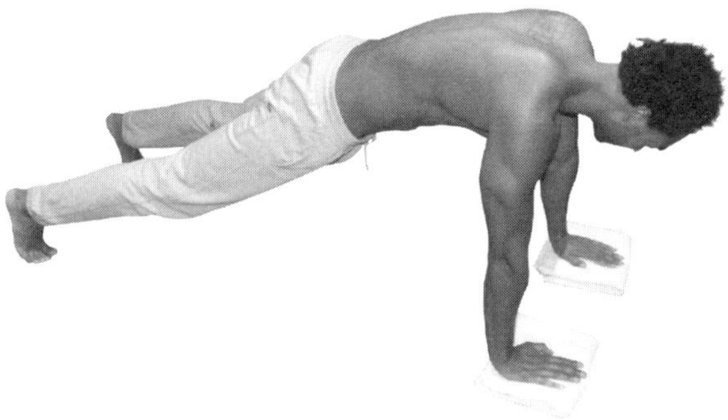

[1]

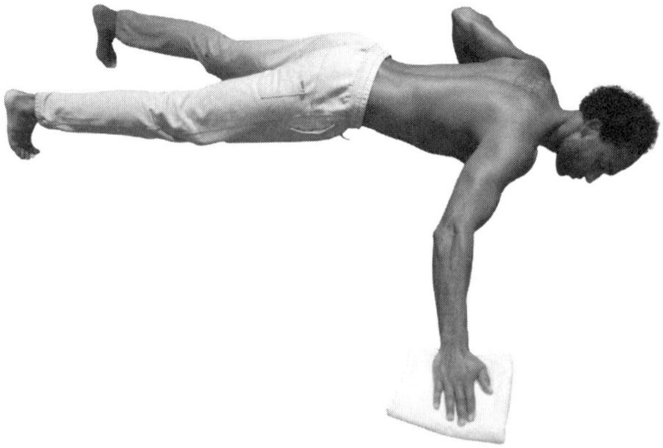

[2]

Nach beinahe vollständig erfolgter Streckung des rechten Arms rutscht Du mit der rechten Hand wieder zurück zur Ausgangsposition und hebst Deinen Körper simultan an. Bei diesem Teil der Übung handelst es sich also um nichts anderes als ein Liegestütz, bei dem die rechte Hand nach außen und wieder nach innen rutscht.

[3]

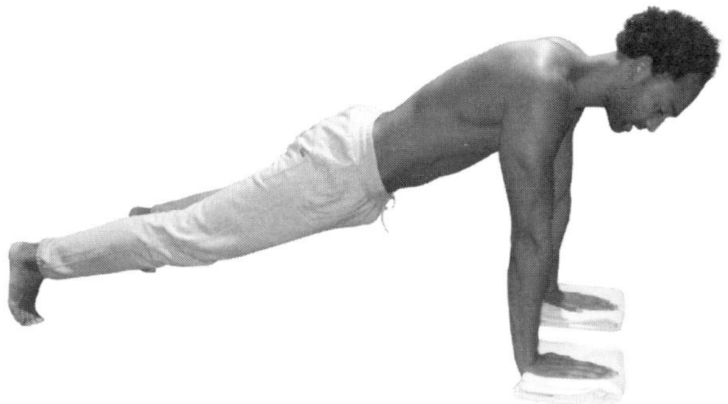

Nun wiederholst Du diese Übung im Prinzip — allerdings mit einer Variation: Dieses Mal wird die rechte Hand während der Liegestützbewegung nicht zur Seite rutschen, sondern nach oben. Kehre danach wieder in die Ausgangsposition zurück. Nun die nächste Wiederholung, dieses Mal wieder zur Seite.

[4]

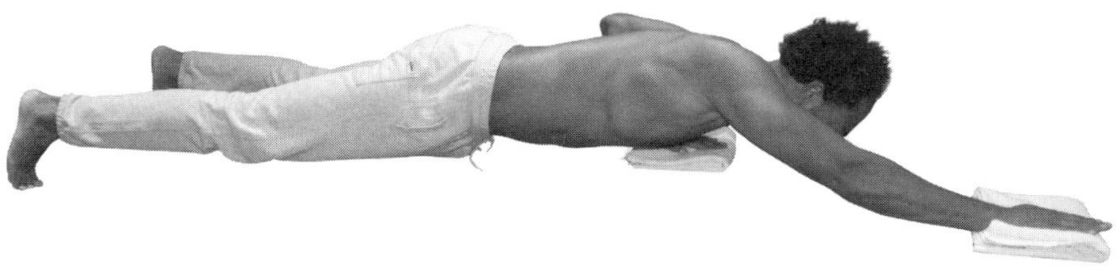

[5]

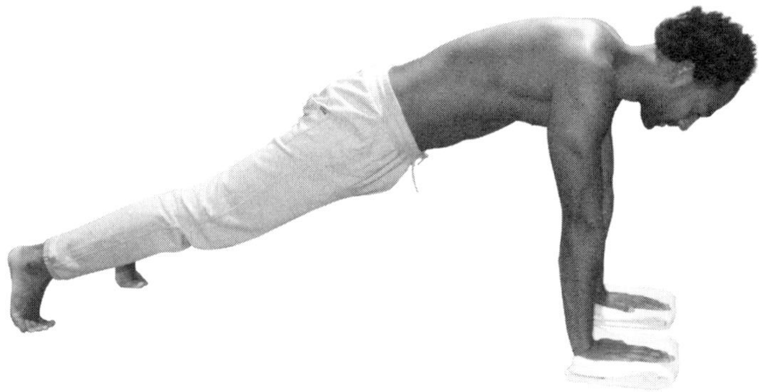

Denk daran, diese wirklich anstrengende Übung auch genau so mit dem anderen Arm auszuführen, so wie Bismark das auf dem letzten Bild zu Push-up & Flys tut. Beim 1. Liegestütz geht der Arm zur Seite, beim 2. Liegestütz nach oben und beim 3. wieder zur Seite.

[6]

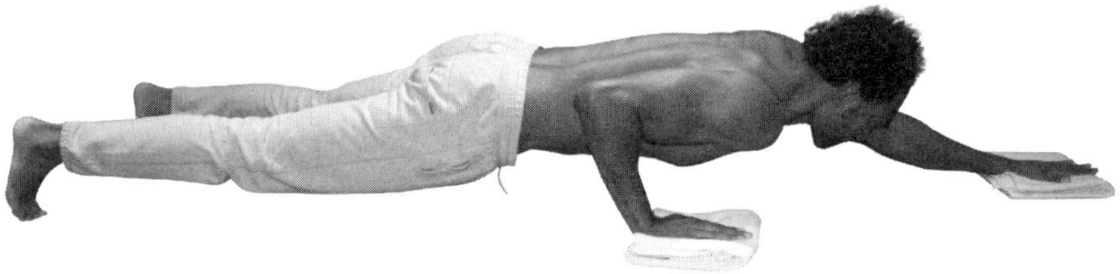

### *13. Schwimmer Roll-out*

Kommen wir nun zur letzten und wohl auch anspruchsvollsten Handtuchübung, dem Schwimmer Roll-out. Dafür brauchst Du 2 kleine Handtücher, eines für jede Hand.

Beginne in der Liegestützposition, die Hände sollten höchstens schulterbreit auseinander sein und sich auf den Handtüchern befinden.

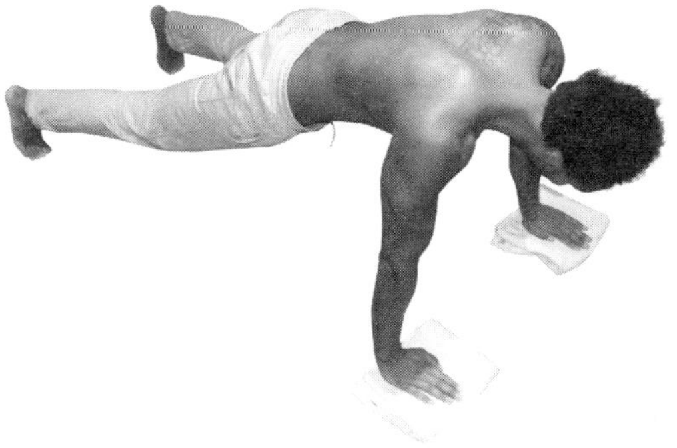

**[1]**

Rutsche nun mit beiden Händen parallel nach vorne und senke Deinen Körper auf diese Weise Richtung Boden ab.

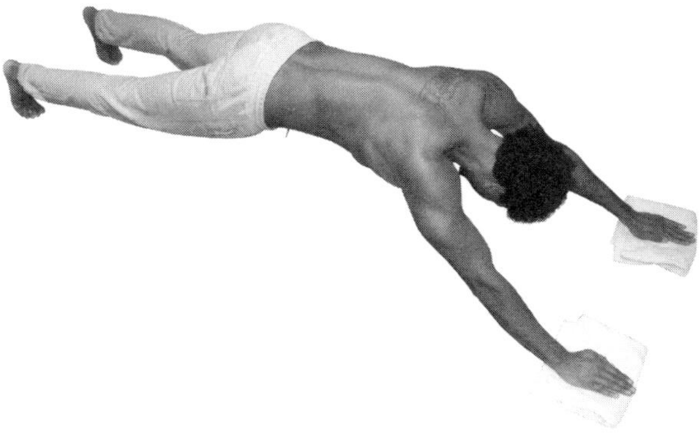

**[2]**

Dann führst Du eine jeweils halbkreisförmige, kontrolliert ausgeführte und über den Boden wischende Bewegung mit beiden Armen aus. Die Bewegung erinnert an Brustschwimmen, deshalb heißt die Übung Schwimmer Roll-out. Deine Hände wandern seitlich vom Körper nach unten. Deine Arme bleiben dabei weitestgehend gestreckt, bis sie wieder am Körper ankommen. Orientiere Dich an Bismarks Haltung auf den Bildern.

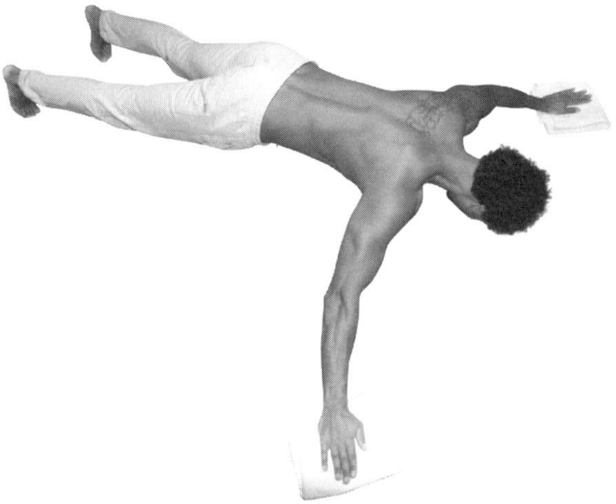

[3]

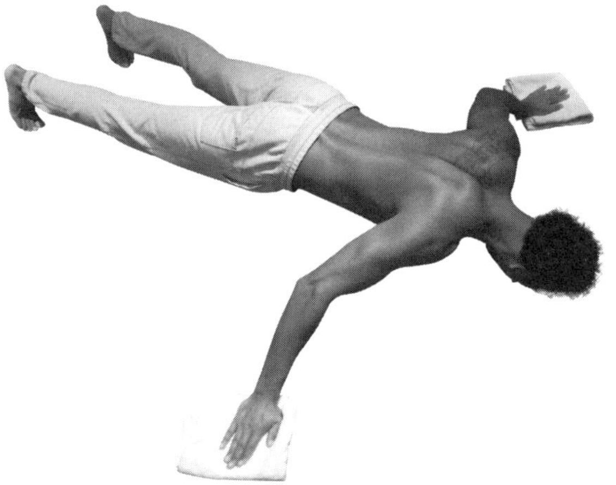

[4]

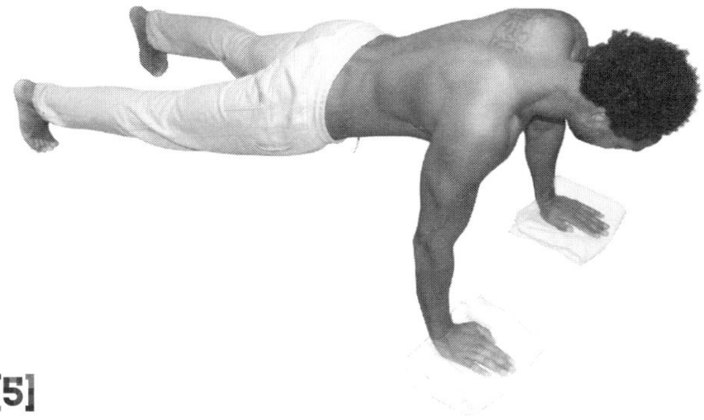

[5]

Nun drückst Du Dich wieder hoch in die Liegestützposition mit enger Stellung der Hände. Danach folgt die nächste Wiederholung.

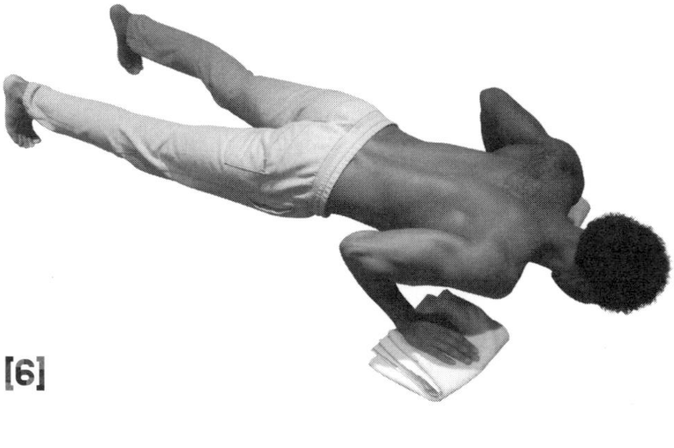

[6]

## *II. PARTNERÜBUNGEN*

Die folgenden Übungen eignen sich ideal, um gemeinsam mit einem Trainingspartner daheim seinen Körper in Form zu bringen und dabei auch noch jede Menge Spaß zu haben.

Das sind die Partnerübungen:
01. Schenkel abklatschen
02. Biceps vs Triceps
03. Liegestütze mit Partner
04. Einarmiges Rudern
05. Humanweight Squat
06. Chest vs Shoulder
07. Snaketowel
08. Sit-ups
09. Beinpresse

Jetzt die Partnerübungen im Detail ...

### *01. Schenkel abklatschen*

Dieses Spiel ist prima für ein alternatives Warm-up zu zweit geeignet. Es schult Schnelligkeit, Koordination und Körperbeherrschung.
Stell Dich gegenüber von Deinem Partner auf. Nun geht es darum, möglichst schnell und geschickt mit der Handinnenfläche auf die Oberschenkel des Partners zu klatschen. Nicht brutal, aber doch so, dass man es spürt. Der andere darf natürlich abwehren — ebenfalls mit offener und nicht mit geschlossener Hand.

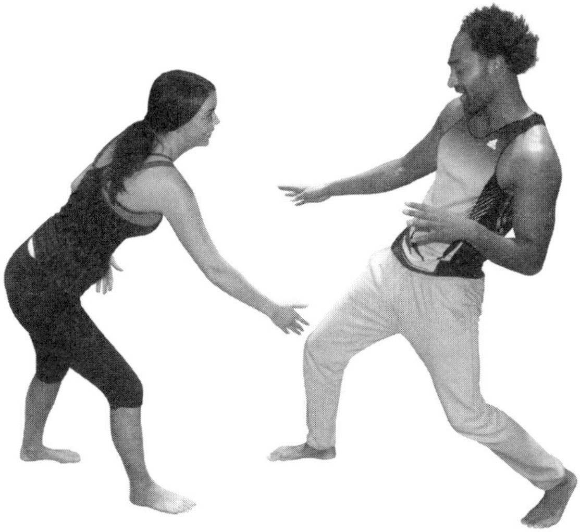

[1]

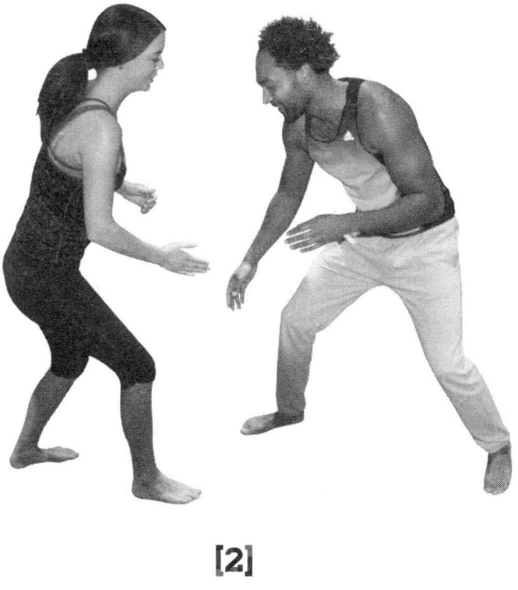

[2]

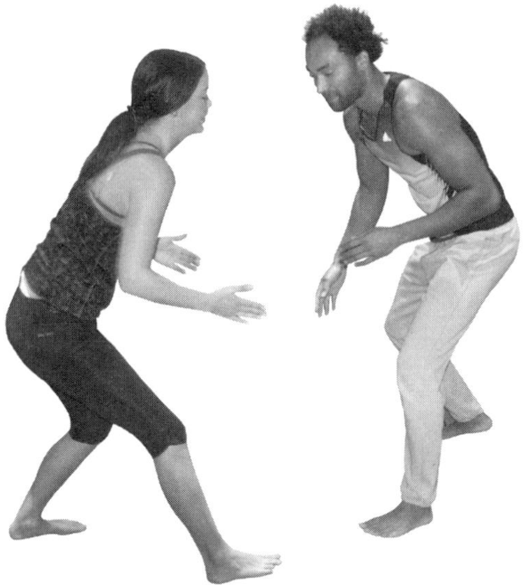

[3]

*02. Biceps vs Triceps*

Bei dieser Partnerübung mit einem mittelgroßen Handtuch entscheidet sich einer von beiden für Bizepstraining und der andere für Trizepstraining. Danach wird gewechselt.

Wer Bizeps trainiert, greift das Handtuch in der Mitte mit engem Griff, die Handrücken zeigen wie immer beim Bizepstraining nach vorne. Wer Trizeps trainiert, greift das Handtuch an den Enden mit breitem Griff — genau wie Bismark das auf den Fotos macht.

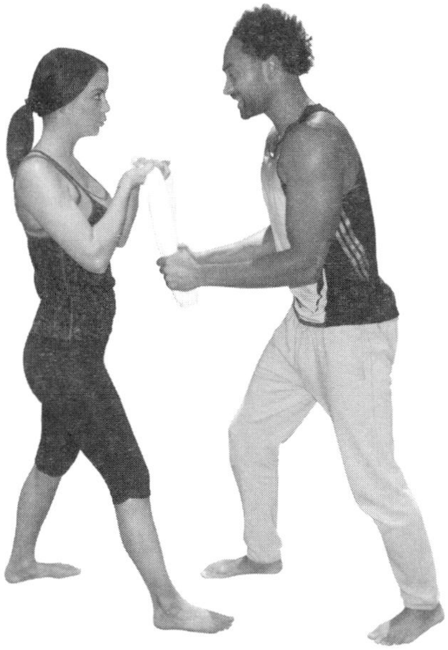

[1]

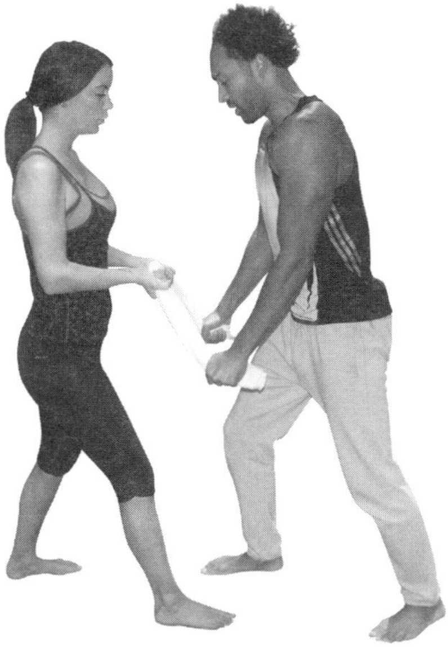

[2]

Dann geht es los mit dem simultanen Bizeps- und Trizepstraining! Am besten beginnt der, der sich auf den Bizeps festgelegt hat. Wenn sich das Handtuch senkt, arbeitet hauptsächlich der, der Trizeps trainiert. Wenn sich das Handtuch nach oben bewegt, ist das Bizepsarbeit. Wichtig ist bei dieser Übung, dass keiner dem anderen zu sehr entgegenkommt und jeder sich nur auf seine Bewegung konzentriert. Dann kann diese Übung sehr wirkungsvolles Bizeps- und Trizepstraining sein.

### *03. Liegestütze mit Partner*

Bei dieser Partnerübung führt einer von beiden die Liegestütze aus, während der andere als Gewicht fungiert. Danach wird gewechselt, sofern das möglich ist.
Falls Du zuerst mit den Liegestützen beginnst, nehme die gewohnte Liegestützposition ein mit gestreckten Armen, die Hände etwas mehr als schulterbreit auseinander. Dein Partner legt sich dann langsam und vorsichtig mit dem Rücken auf Deinen Rücken, seine Füße sind fest auf dem Boden abgestellt. Der Po Deines Partners sollte sich unterhalb von Deinem Po befinden, wie Du auf Abbildung 1 sehen kannst.

**[1]**

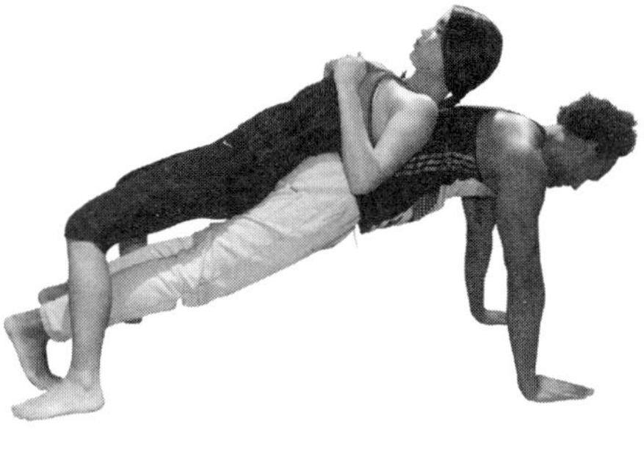

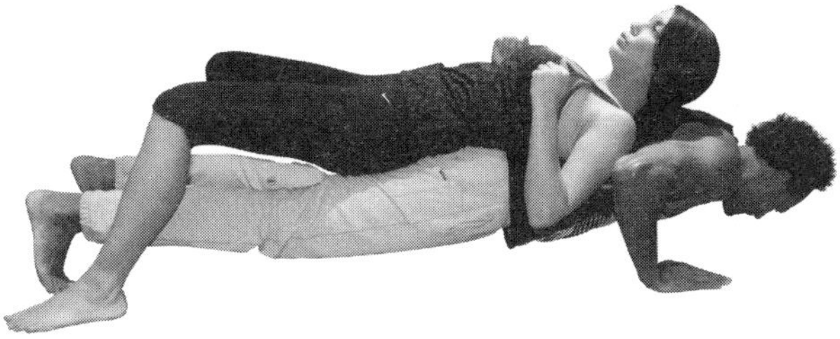

[2]

Nun wird die Übung mit dem Zusatzgewicht auf dem Rücken ausgeführt. Achte umso mehr auf eine saubere Ausführung und eine kontrollierte Bewegung. Versuche, Deinen Körper so weit abzulassen, bis Du beinahe den Boden berührst.

### *04. Einarmiges Rudern*

Bei dieser Partnerübung mit einem mittelgroßen Handtuch wird gleichzeitig einarmig gerudert.
Beide greifen das Handtuch am Ende mit der rechten Hand, dann stellt Ihr Euch gegenüber voneinander auf. Die linke Hand wird zur besseren Balance etwas angehoben, der linke Arm wird angewinkelt.

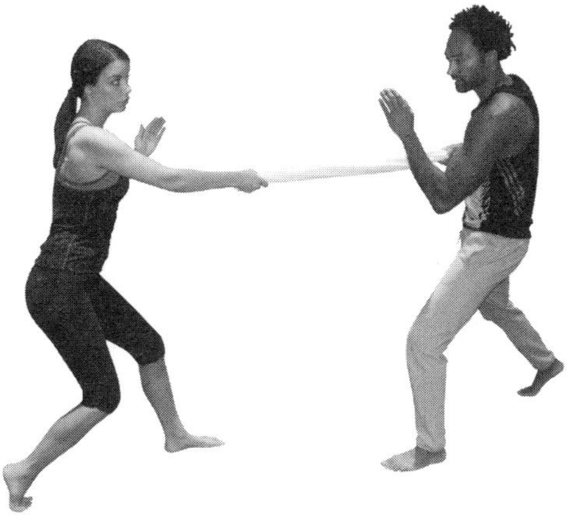

[1]

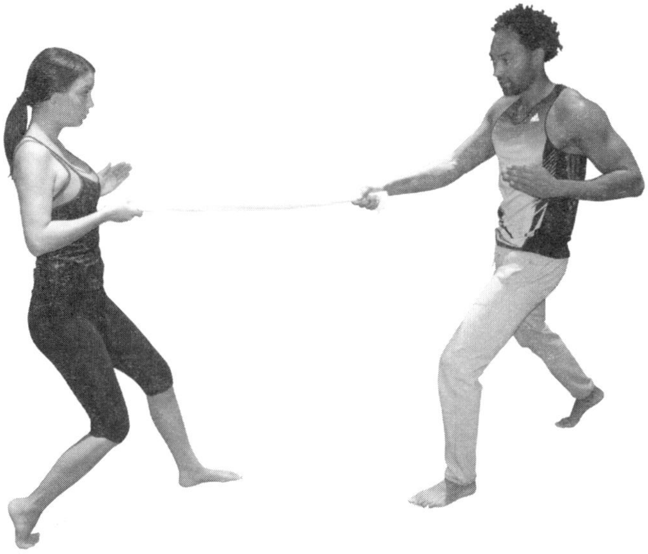

[2]

Dann geht es los mit dem einarmigen Rudern! Einer zieht das Handtuch zuerst zu sich, der andere hält dagegen, dann umgekehrt. Wichtig ist bei dieser Übung, dass keiner dem anderen zu sehr entgegenkommt und jeder sich nur auf seine Bewegung konzentriert. Dann kann diese Übung sehr wirkungsvolles Training sein.

Bitte nicht vergessen, dass nach der Runde mit den rechten Armen auch die linken Arme drankommen!

*05. Humanweight Squat*

So spektakulär die Kniebeuge mit menschlichem Gewicht aussieht, so problematisch ist sie auch: Es ist nämlich nicht gerade unwahrscheinlich, dass sie nur einer von beiden durchführen kann. Häufig gibt es in der Praxis den Fall, dass einer der beiden Partner zu schwer für den anderen ist. Bitte also immer an die Gesundheit denken und nicht versuchen, Unmögliches zu schaffen! Safety first! Derjenige, der die Humanweight Squat letztendlich aktiv ausführt, sollte wie gewohnt eine Kniebeuge durchführen und am tiefsten Punkt kurz verharren, um dem Partner das Aufsteigen auf die Schultern möglich zu machen. Gehalten wird der Partner am Oberschenkel und am Arm, wie Du auf Bild 1 genau sehen kannst.

[1]

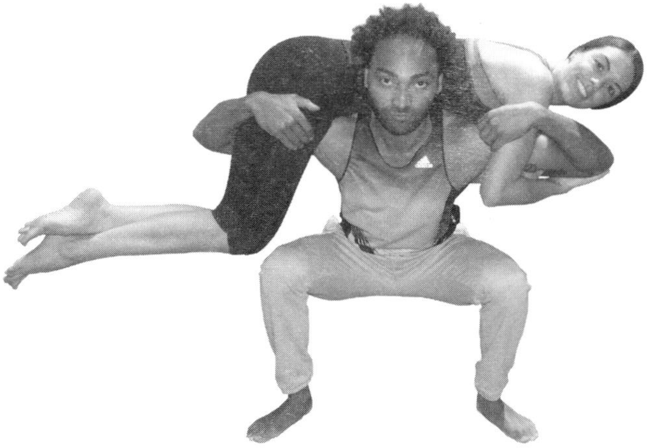

Wenn das menschliche Gewicht quer über die Schultern sicher getragen werden kann, wird die Humanweight Squat ausgeführt. Im Vergleich zur normalen Kniebeuge ohne Zusatzgewicht ändert sich prinzipiell wenig, achte aber noch mehr auf Deine Balance und eine kontrollierte Bewegung und versuche, die Verletzungsgefahr dadurch zu minimieren.

[2]

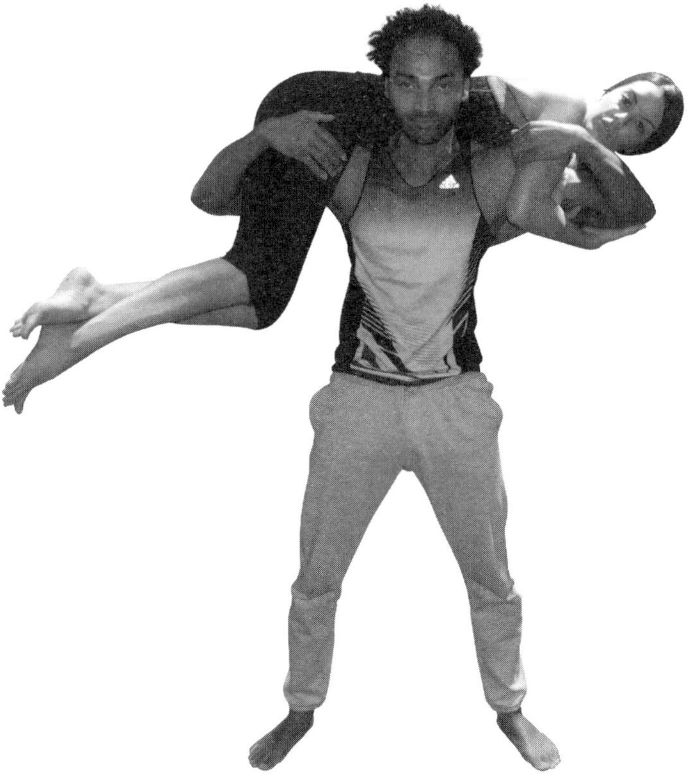

*06. Chest vs Shoulder*

Bei dieser Partnerübung entscheidet sich einer von beiden zuerst für Brusttraining und der andere für Schultertraining. Danach wird natürlich gewechselt.
Derjenige, der zuerst die Schultern trainiert, streckt die Arme gestreckt nach schräg vorne und führt die Handflächen zusammen. Der andere legt seine Handflächen von beiden Seiten drauf und wird bei dieser Übung aus der Brust heraus arbeiten. Du siehst diese Position beider Partner auf Bild 1.

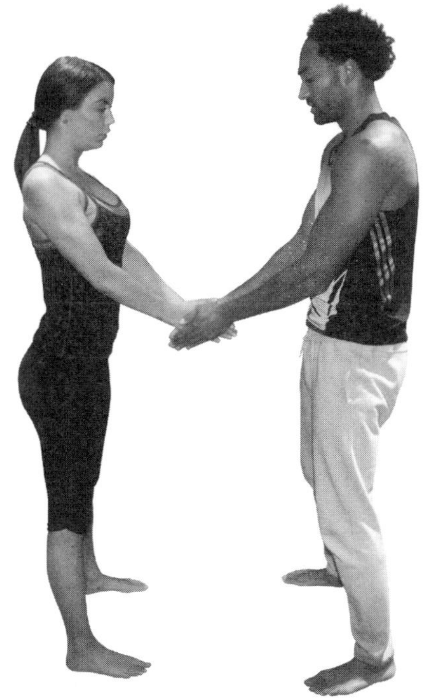

[1]

Nun versucht der Schultertrainierende, seine Hände halbkreisförmig und seitlich schräg vor dem eigenen Körper nach oben zu bewegen, während der Brusttrainierende dagegen hält. Die hier auszuführende Schulterübung ist übrigens sehr gut mit der Hantelübung namens Seitheben zu vergleichen, nur dass hier keine Gewichte verwendet werden, sondern menschlicher Widerstand genutzt wird.

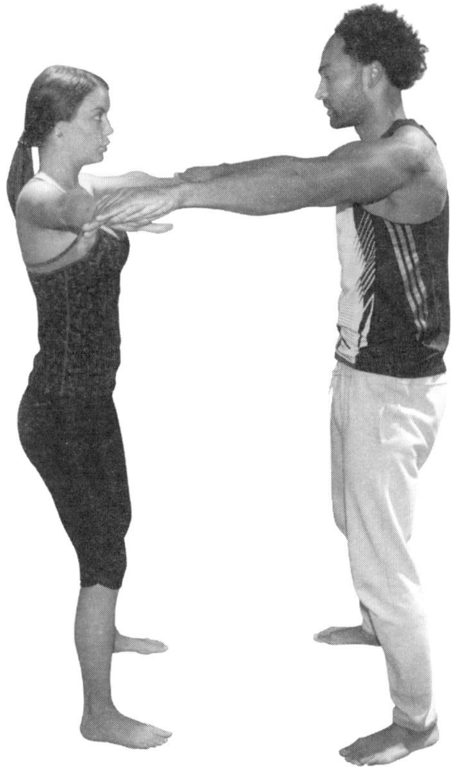

[2]

Am höchsten Punkt angekommen beginnt das eigentliche Training des Brusttrainierenden. Mit einer Bewegung, die dem Butterfly im Fitnessstudio ähnelt, versucht er nun, die Hände des Schultertrainierenden nach unten zusammenzudrücken.
Wichtig ist bei dieser Übung, dass keiner dem anderen zu sehr entgegenkommt und jeder sich hauptsächlich auf seine Bewegung konzentriert. Dann kann diese Übung für beide Partner sehr wirkungsvolles Brust- und Schultertraining sein.
Bitte nicht vergessen, dass nach der ersten Runde eine zweite Runde folgt, bei der die Rollen getauscht werden!

### *07. Snaketowel*

Nun erfolgt erneut eine Mischung aus Partner- und Handtuchübung. Benötigt wird hierfür ein mindestens mittelgroßes Handtuch.
Beide stellen sich gegenüber voneinander auf und schnappen sich jeweils 2 Ecken des Handtuchs an dessen kurzen Seiten. Nun besteht der Sinn der Übung darin, in einer Gemeinschaftsproduktion eine dynamische Bewegung des Handtuchs zu erzeugen, das durch eine Art Welle einer sich hin- und herbewegenden Schlange ähnelt — daher der Name der Übung.

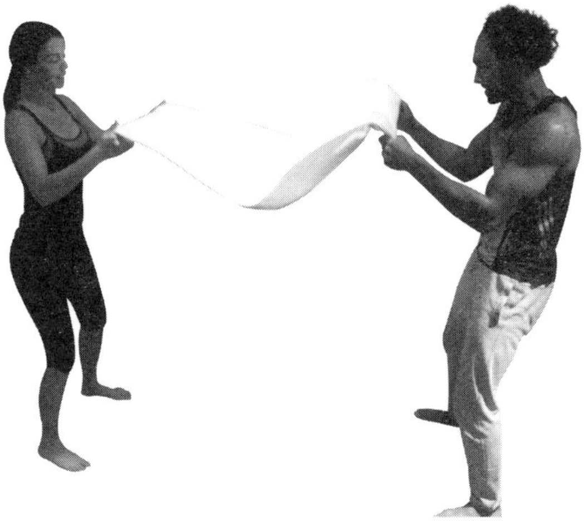

[1]

Am Anfang könnte die Bewegung durchaus schwierig sein. Durch kraftvolle und synchrone Armbewegungen nach oben und nach unten kann es aber funktionieren und es entsteht eine Welle im Handtuch. Strengt Euch an, die Kraft muss dafür hauptsächlich aus den Ober- und Unterarmen kommen sowie aus den Schultern und der Brust, aber auch der Bauch sollte dabei dauerhaft auf Spannung sein! Kraftausdauer ist hier gefragt!

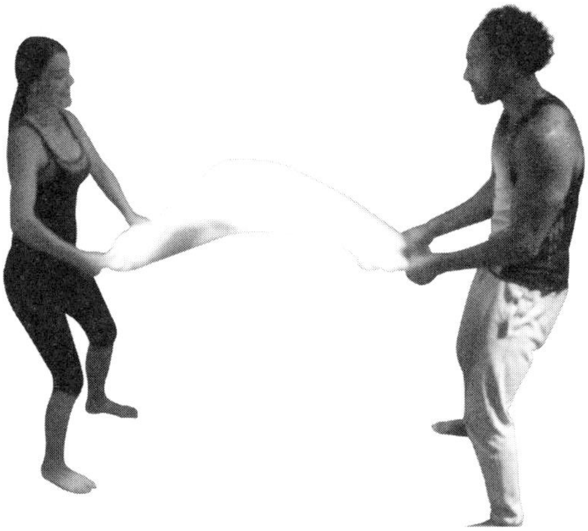

[2]

*08. Sit-ups*

Wieder eine Mischung aus Partner- und Handtuchübung. Benötigt wird hierfür erneut ein mindestens mittelgroßes Handtuch.
Setzt Euch gegenüber voneinander auf den Boden. Eure Füße sind auf gleicher Höhe. Beide ziehen fest am Handtuch wie am Seil beim Tauziehen. Es muss genau so lang gegriffen werden, dass einer den Rücken am Boden haben kann, wenn der andere aufrecht sitzt — siehe Bild 1.

[1]

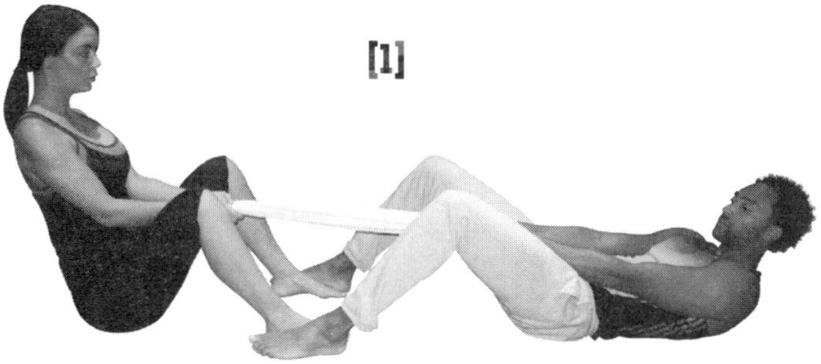

Nun führt derjenige, der gerade unten ist, die Übung aus, indem er seinen gesamten Oberkörper aufrichtet. Danach folgt der andere.

[2]

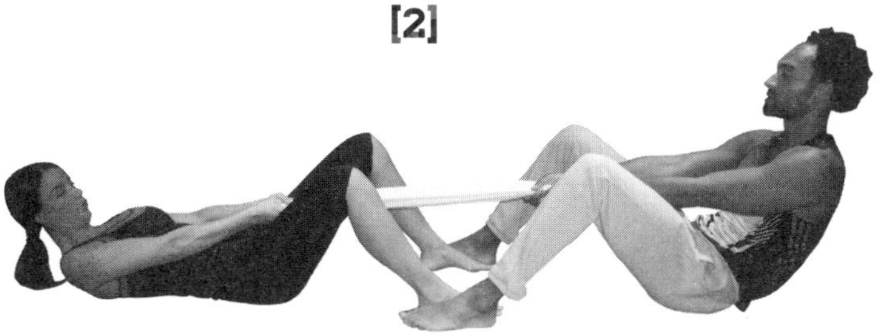

Extrem wichtig ist hier, dass keiner dem anderen übermäßig beim Aufrichten des Oberkörpers hilft und jeder sich hauptsächlich auf seine Bewegung konzentriert. Außerdem sollte immer die korrekte Ausführung des Gegenübers kontrolliert werden.

### *09. Beinpresse*

Beinpresse – wieder eine Übung, die Du womöglich bereits aus dem Fitnesscenter kennst. Normalerweise wird sie an Maschinen ausgeführt, wir benutzen menschliches Gewicht, was bei richtiger Ausführung sogar deutlich effizienter sein kann!
Während einer von beiden sich auf den Boden legt, sich mit den Armen abstützt und die Beine anhebt, klemmt sich der andere dessen Füße an die Brust. Nun ist es nötig, dass das Ganze austariert wird und eine gewisse Balance gefunden wird. Der, der als Gewicht fungiert, muss hauptsächlich für dieses Gleichgewicht sorgen. Er kann sich außerdem eher schwer oder eher leicht machen, immer angepasst aufs Leistungsvermögen des am Boden Liegenden. Das menschliche Gewicht sollte sich außerdem auf Zehenspitzen stellen, wie Du es bei Bismark auf Bild 1 siehst.

[1]

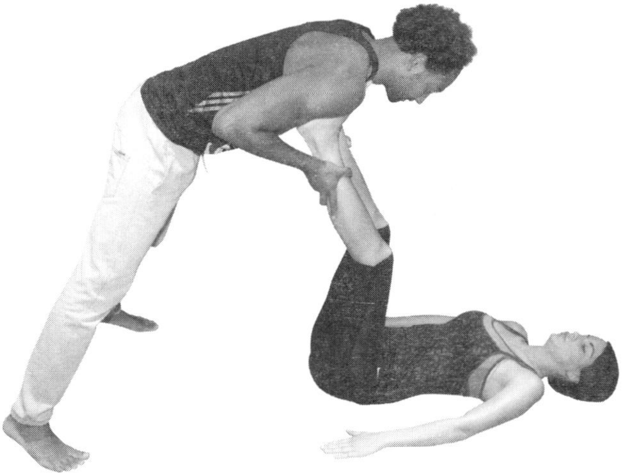

Nun lässt der auf dem Boden liegende ausführende Partner das menschliche Gewicht ab, bis die eigenen Knie beinahe auf der Brust aufsetzen. Danach drückt er das Gewicht wieder von sich weg nach oben, bis die Knie fast durchgestreckt sind und die nächste Wiederholung folgt.

[2]

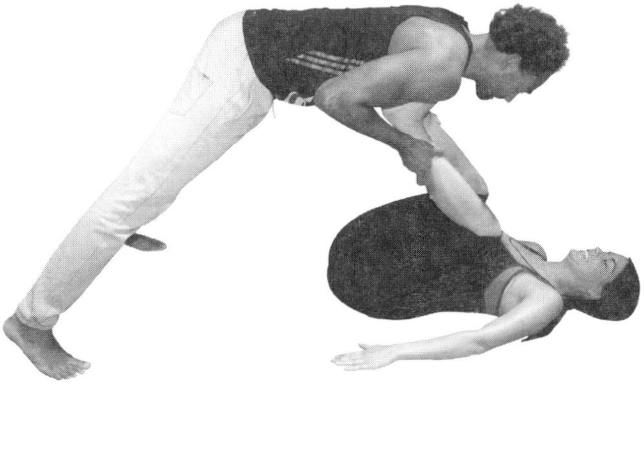

## III. SPEZIALÜBUNG

Last but not least: Die Spezialübung für absolute Profis ...

### *Muscle-up*

Der Muscle-Up gehört zweifelsfrei zu den Königsübungen im Fitnessbereich, ist aber ohne Klimmzugstange mit ausreichend Platz nach oben nicht durchzuführen. Schließlich wird bei dieser Übung der Körper am Ende mit durchgestreckten Armen auf die Stange gestemmt. Es handelt sich um eine Kombination aus Klimmzügen und Dips, die nicht ganz einfach zu erlernen ist. Der Muscle-up ist wirklich etwas für Profis!

Eine ganze Reihe unterschiedlicher Muskelgruppen werden dabei beansprucht, unter anderem die Brust, der Rücken und die Arme. Allerdings reicht Kraft alleine nicht, um ihn ausführen zu können — der Muscle-up ist hauptsächlich eine Frage der Technik. Diese Technik besteht darin, 3 Vorgänge flüssig hintereinander auszuführen zu können und diese dynamisch zu kombinieren: Klimmzug, Umgreifen, Barrenstütz. Letzteres kennst Du vielleicht eher unter dem gerade eben erwähnten Namen Dips.

Also, los geht's! Häng Dich wie beim breiten Klimmzug gewohnt an die Stange und lass Dich richtig durchhängen. Die Handinnenflächen zeigen von Dir weg, der Daumen bleibt auf der Seite der anderen 4 Finger, wie Du es bei Bismark sehen kannst.

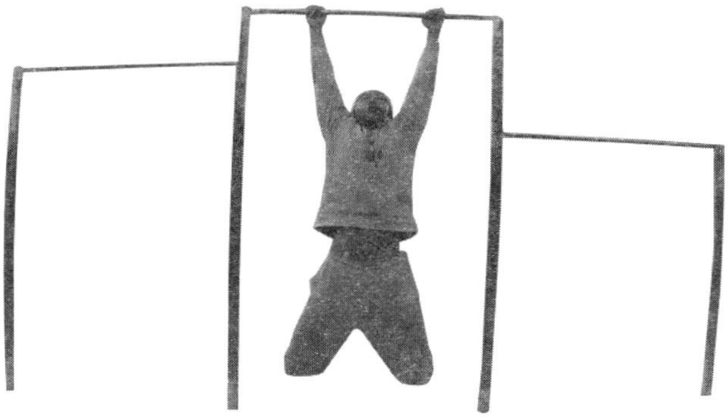

[1]

Nun geht es nach oben. Während Du Dich hochziehst, werden die Beine ähnlich wie beim L-Pull-up nach vorne gestreckt und die Knie dann angezogen, um daraus Schwung zu entwickeln. Vor allem wenn Du in der Übungsphase bist und den Muscle-up noch als große Herausforderung siehst, wird es ohne Schwung aus den Beinen und der Hüfte wohl nicht funktionieren. Das ist aber überhaupt nicht schlimm und kein Grund, sich Sorgen zu machen. Wenn Du kontinuierlich dran bleibst, wirst Du ihn irgendwann meisterhaft beherrschen!

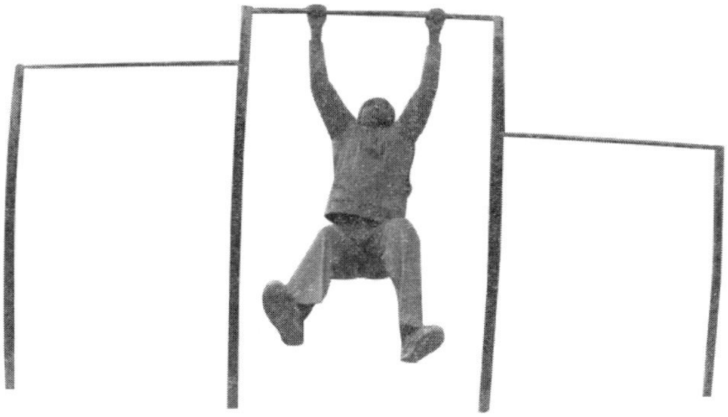

[2]

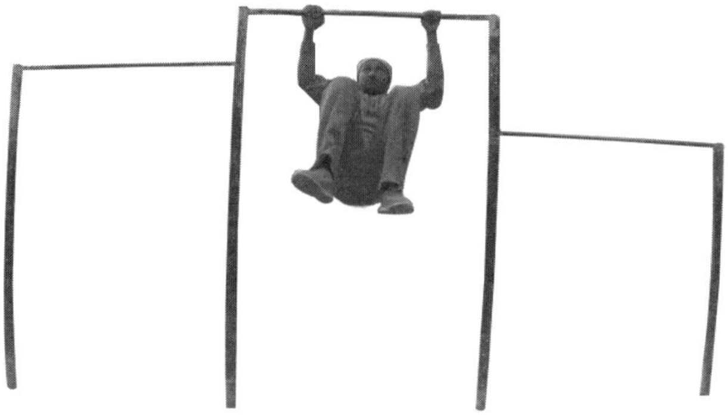

[3]

Nach dem Klimmzug kommt der wichtige Zwischenschritt, das Umgreifen. Es ist sozusagen der Knackpunkt des Muscle-up. Hier gehst Du von einer Zugbewegung über in eine Druckbewegung und genau das musst Du beharrlich üben. Dafür nötig ist eine gewisse Dynamik beim Klimmzug. Anfangs ist es daher wie gesagt ausgesprochen sinnvoll, mit Schwung aus den Beinen und der Hüfte zu arbeiten.

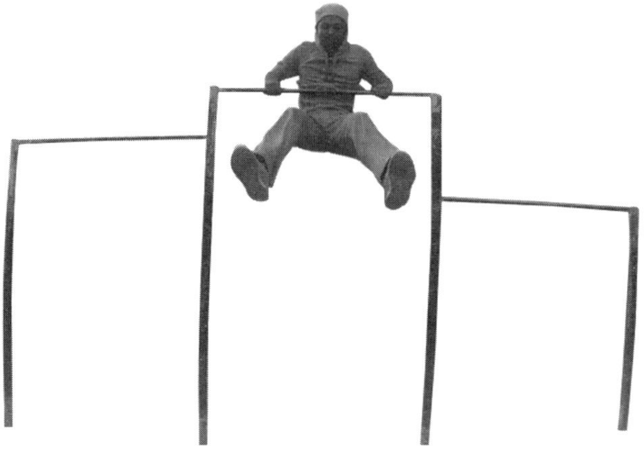

[4]

Der 3. Teilabschnitt bei der Ausführung des Muscle-up besteht aus dem Hochdrücken im Stile der bekannten Dips. Gehe auf der Stange in den Stütz.

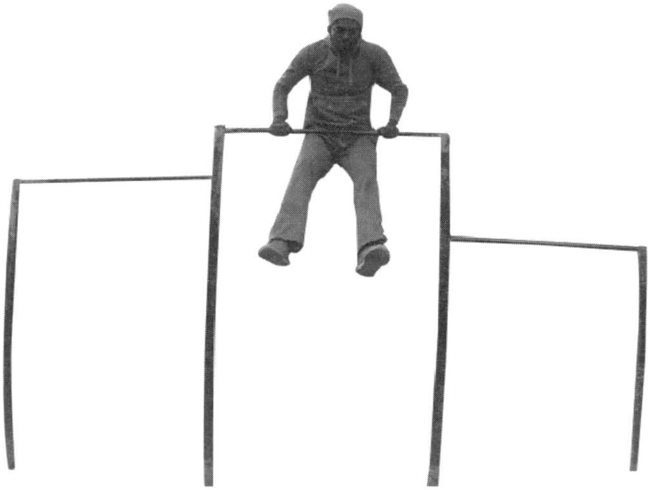

[5]

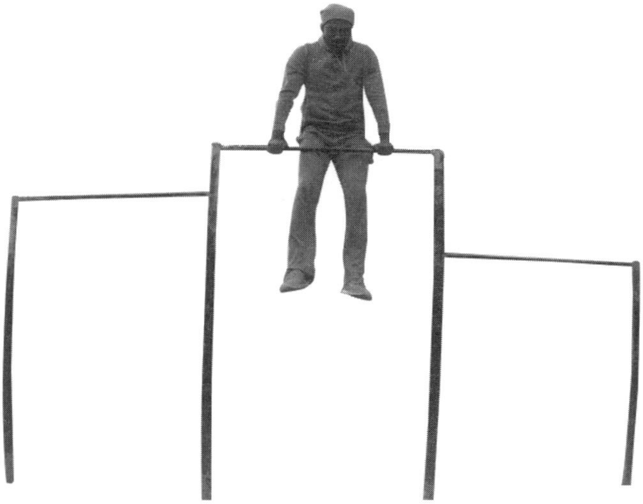

[6]

Nachdem Du im höchsten Punkt auf der Stange die Arme erfolgreich durchgestreckt hast, lässt Du Dich wieder ab. Du kehrst damit wieder zurück zur Ausgangsposition, lässt Dich komplett durchhängen und startest danach sofort die nächste Wiederholung.

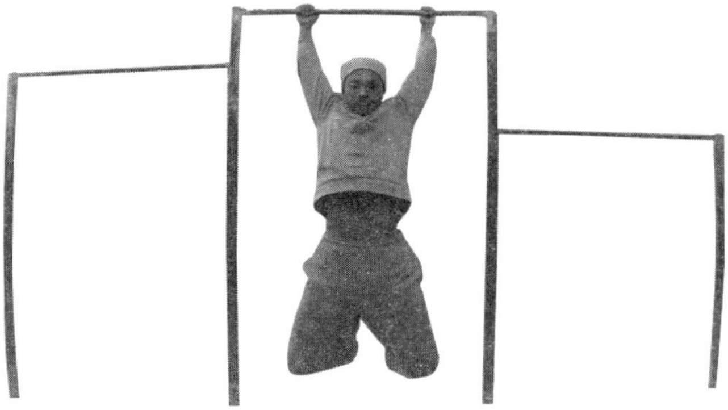

**[7]**

Es ist sehr wahrscheinlich, dass der Muscle-up bei Dir nicht auf Anhieb klappt. Dann bist Du gezwungen, an der Explosivität Deines Klimmzugs zu arbeiten. Genau da liegt der Schlüssel. Du solltest bei einem Klimmzug nämlich so stark sein, dass Du nicht nur mit dem Kinn, sondern mit der Brust über die Stange kommst. Solange Du das nicht schaffst, wird der Muscle-up wahrscheinlich kaum funktionieren. Arbeite deshalb möglichst viel an Deinen Klimmzügen, probiere verschiedene Techniken und unterschiedliche Griffe aus! Gib niemals auf!

# RAUM FÜR NOTIZEN

# NACHWORT

Wenn Du bis hierhin aufmerksam gelesen und das Training gewissenhaft durchgezogen hast, weißt Du und kannst Du nun alles. Alles, fragst Du? Ja, alles. Alles was Du brauchst, um Deine Ziele in Sachen Fitness und Figur zu erreichen. Sogar mehr als das, nämlich genug um Dein Leben zu ändern. Und genau das ist es, was „Training ohne Geräte" Dir ermöglichen soll: Dein Leben zu ändern. Lass Dir von niemandem einreden, dass das nicht möglich wäre. Alles ist möglich!

Fitness ist ein Lifestyle. Ein Lifestyle, der auf bewusstem Leben beruht und Dir eine Disziplin vermitteln kann, mit der Du alles auf Deinem zukünftigen Weg schaffen kannst. Herausforderungen meistern, Hindernisse überwinden und Prüfungen bestehen — denn genau darum geht es im Leben.

Egal auf welcher der drei Stufen Beginner, Advanced oder Pro Du Dich im Moment befindest, tu Dein Bestes um weiter nach oben zu kommen. Immer weiter, es muss immer weiter gehen. Bleib niemals stehen, denn Stillstand ist Rückschritt. Lebe jeden Tag mit voller Hingabe — beim Trainieren, beim Essen, einfach immer.

Ein Menschenleben besteht durchschnittlich aus circa 28.000 Tagen, die meisten davon hast Du vielleicht jetzt schon hinter Dir. Koste jeden einzelnen Deiner verbleibenden Tage bis aufs Letzte aus. Das Leben ist zu kurz, um es in einem Körper zu verbringen, der Dir nicht würdig ist. Verwandle ihn in einen Körper, der Dich stolz macht und Dir ein langes, gesundes und glückliches Leben ermöglicht.

Du hast den richtigen Weg eingeschlagen, geh ihn weiter, hör niemals damit auf. Erhöhe Schritt für Schritt Deine Leistungsfähigkeit. Gib alles um Deinen Traumkörper zu erreichen. Du kannst es schaffen! Wir wünschen Dir von ganzem Herzen viel Erfolg dabei.

Dein Team von „Training ohne Geräte: Special Edition"

# PRODUKTEMPFEHLUNGEN VON APC-SPORT

**„Training ohne Geräte: Fit mit dem 3D-System“** von Kolja Alexander Bonke, Mathew Lovel und 3D-FitnessTeam (Buch inkl. Trainingsanleitung auf DVD)
[Taschenbuch - E-Book - Kindle]

**„Training ohne Geräte: Start-Up“** von Bismark Kunkel und Mathew Lovel
[DVD - HD-Download im APC-Shop]

# PRODUKTEMPFEHLUNGEN VON APC-DATING

**„Die perfekte Eroberung: Stärke und Selbstsicherheit für mehr Erfolg bei Frauen“** von Mathew Lovel
[Audio-CD - MP3-Download im APC-Shop]

**„Flirten lernen 2.0: Trainiere Dein Charisma“** von Mathew Lovel
[Audio-CD - MP3-Download im APC-Shop]

**„Frauenheld: Fünf Schritte zum erfüllten Sex- und Liebesleben"** von Mathew Lovel
[Taschenbuch - CD-Hörbuch – E-Book - Kindle - MP3-Download im APC-Shop]

**„Interview mit dem Dating-Experten Kolja Alexander Bonke (Dating-Tipps für Männer)"** von Kolja Alexander Bonke
[MP3-Download im APC-Shop]

**„Interview mit dem Dating-Experten Mathew Lovel" Teil 1 (Dating-Tipps für Männer)**
[Taschenbuch - CD-Hörbuch – Kindle - MP3-Download im APC-Shop]

**„Interview mit dem Dating-Experten Mathew Lovel" Teil 2 (Die Wahrheit über Online-Dating)**
[Taschenbuch - CD-Hörbuch – Kindle - MP3-Download im APC-Shop]

**„Interview mit dem Dating-Experten Mathew Lovel" Teil 3 (Nett und trotzdem erfolgreich sein bei Frauen)**
[Taschenbuch - CD-Hörbuch – Kindle - MP3-Download im APC-Shop]

Advanced Personality Coaching HQ Ltd., Berlin:
advanced-personality-coaching.de/shop

# ÜBUNGEN ALS HD-VIDEO ZUM DOWNLOAD

Unter dem folgenden Link kannst Du die Videodaten downloaden und bequem auf Deinem Rechner anschauen. Für den Download musst Du Dich aus Sicherheitsgründen und zum Schutz vor Datenpiraterie kostenlos auf

**advanced-personality-coaching.de/shop**

registrieren und die HD-Videodaten dort kostenfrei mit dem unten angegebenen Code erwerben.

*Downloadanleitung:*

Bitte lege den „Training ohne Geräte: Special Edition"-Videodownload-Artikel in den Warenkorb und gehe zur Kasse. Der folgende Code ermöglicht Dir den kostenlosen Kauf eines PDF-Dokuments auf dem Du den Downloadlink für den Videodatendownload findest. Gebe den Code einfach im Feld „Rabatt-Coupon einlösen" ein und der reguläre Kaufbetrag wird am Ende des Bestellvorgangs auf Null gesetzt. Bei der Bestellung muss die Amazon Kindle-Bestellnummer mit Kaufdatum im Feld „Anmerkungen" angegeben werden! Du erhältst dann direkt im Anschluss die Möglichkeit des Downloads eines PDF-Dokuments auf dem Du den Download-Link

für die HD-Videodaten findest. Lade Dir über diesen Link die Datei herunter und entpacke diese mit z. B. WinRAR oder WinZip an den Speicherort Deiner Wahl.
Jetzt hast Du sämtliche Übungen in der Trainingsbibliothek geordnet. Diese sind bequem über die HTML-Liste aufrufbar.
Falls Du Probleme beim Download oder andere Fragen haben solltest, kannst Du Dich gerne an

**info@advanced-personality-coaching.de**

wenden.

Die Downloaddatei ist ca. 1,5 GB groß. Vergewissere Dich, dass Du über ausreichende Downloadkapazität verfügst und eine schnelle Internetverbindung hast.

Hier ist der Rabatt-Code:

**TOGSEVID8884FREE**

Diesen musst Du am Anfang des Bestellprozesses im Warenkorb einlösen.